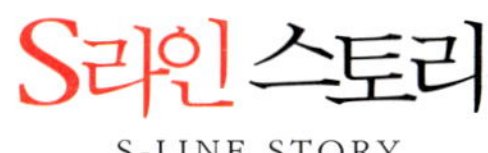

S라인 스토리
S-LINE STORY

S라인 스토리

초판인쇄일 2008년 5월 2일
초판발행일 2008년 5월 6일

지은이 | 장지연·장두열
펴낸이 | 김혜라
편집 | 이문경
일러스트 | 김지연 star117@freechal.com
디자인 | 디자인붐

펴낸곳 | 로즈 앤 북스
출판등록 | 제312-2005-053
주소 | 서울 중구 방산동 4-74
전화 | 대표 02-6212-5134 기획·편집 02-313-6571~2
        영업·디자인 02-2279-3770
팩스 | 02-313-6570
홈페이지 | www.rosenbooks.com
E-mail | rosenbooks@empal.com

ISBN 978-89-956782-1-3 (23510)
값 12,000원

| 예쁘고 건강한 S라인 몸매 만들기 대작전 |

S라인 스토리

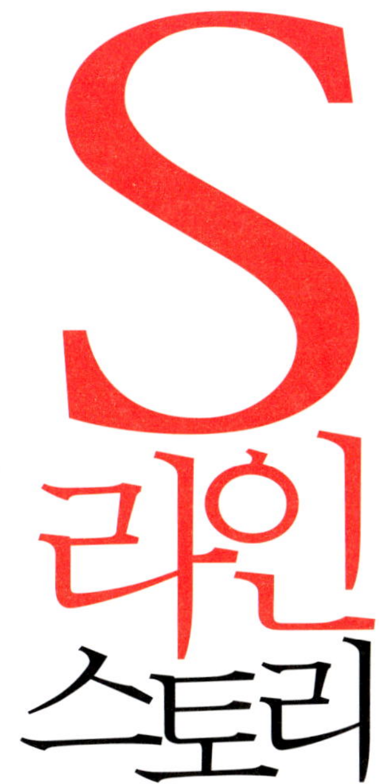

S-LINE STORY

비만·체형전문의 장지연·장두열 지음

로즈 앤 북스
Rose & Books

당신의 아름다운 행복을 위한 모든 것

지금으로부터 8년 전인 2000년도에 저는 감당할 수 없을 만큼 체중이 증가해서 멋진 옷을 입어 보려고 해도 입을 수 없고 옷을 입어도 옷태가 나기 않았습니다. 그래서 체중 감량을 시작했습니다. 물론 건강을 생각한 면도 있었습니다. 처음엔 한 달을 운동을 해도 2킬로그램 정도밖에 줄지 않아서 실망이 이만 저만이 아니었습니다. 그래도 결심을 한 터라 좀더 열심히 해보려고 노력했습니다. 두 달째부터 드디어 체중이 줄기 시작하면서 6개월 동안 8킬로그램을 감량하였으며 그 상태로 5년 정도를 유지했습니다. 이때부터 저는 의사로서 비만에 대해서 체계적으로 공부하게 되었고 2002년부터는 비만체형 전문 클리닉을 개원하여 지금에 이르렀습니다.

2000년부터 우리나라도 그야말로 급속히 비만 인구가 늘어나기 시작하였습니다. 경제력의 향상으로 미용에 관심이 늘고 평균 수명도 늘어나면서 보다 젊고 아름답게 인생을 살려는 욕구도 높아지고 있습니다. 비만 클리닉에 방문하는 사람들의 대부분은 비만으로 생기는 합병증을 치료하러 오는 경우는 드뭅니다. 합병증이 발생하면 심각한 장애를 초래하기 때문에 심장병, 당뇨, 고혈압 등은 대부분 종합병원으로 가게 됩니다. 비만 클리닉은 비만으로 인한 합병증이 발생하기 전에 예방을 목적으로 방문하거나 보다 건강하고 예뻔 몸매를 갖기 위해서 병원을 찾는 경우가 대부분입니다. 요즘엔 S라인의 열 풍과 더불어 자신의 몸매를 예쁘게 가꾸려는 여성들이 급속하게 늘고 있는 상황입니다.

제가 비만클리닉을 운영하던 초창기에는 수술적인 방법 외에는 체형성형 치료가 거의 없다시피 하였는데 의료 기술이 발달하면서 수술 외에 다양한 비수술적 시술 방법들이 소개되고 있습니다. 제가 처음 비만을 시작할 때는 전문 서적이나 참고할만한 책들이 거의 없었습니다. 외국 책들을 많이 참고 하였는데 우리나라의 현실과 맞지 않는 것들이 상당히 많았습니다. 그래서 제가 알고 있는 지식과 지금까지의 의학적 경험을 바탕으로 체중을 줄이고 아름다운 몸매를 갖기를 원하는 분들에게 도움을 드리고자 이 책을 출간하게 되었습니다.

아무쪼록 이 책이 여러분의 건강과 미용에 도움이 되기를 바라며 책을 출 간하는 데 도움을 주신 김혜라 씨를 비롯한 로즈앤북스 출판사 여러분께 감 사드립니다.

2008년 4월

The All 진료실에서 장지연

Change makes chance!

오래간만에 만난 친구들은 저에게 살이 빠지니 너무 보기 좋다는 말들을 합니다. 하지만 처음 뵙는 분들이나 내원하는 분들께 제가 예전에 심각한 비만인이었다는 사실을 이야기하면 믿지 않으시려고 합니다.

처음 비만 클리닉을 개원하기로 결정했을 때, 심지어는 제 가족들조차 제 의견에 비웃었습니다. 당시에 저는 108킬로그램 정도가 나가던 거구의 의사였으니까요. 사실 저는 초등학교 때부터 소아비만으로 전교에서 가장 체중이 많이 나가던 학생이었습니다. 심지어는 거리를 걷다가 동네 아이들에게 뚱보라고 놀림을 받은 적도 있었지요. 비만 클리닉을 시작하게 된 동기는 제 자신의 건강이 좋지 않았고, 자신감이 떨어진 상태였기 때문이었습니다. 저도 살을 빼고 멋지게 변하고 싶었습니다.

비만클리닉을 운영하면서 비만과 체형에 대한 새롭고 많은 지식을 쌓으려 노력했고, 새로운 지식을 제 자신에게 먼저 적용하면서 살을 빼기 시작했습니다. 또한 저의 경험을 바탕으로 많은 환자분들의 새로운 체형을 만들어 드렸고, 보다 나은 치료법에 대한 갈망으로 '듀얼레이저 지방흡입술' 이라는 새로운 개념의 지방흡입술을 개발하기도 했습니다.

아름다운 체형을 만들어 가는 일에 대해 많은 분들은 단지 살을 빼는 일이라고 생각하지만, 저와 제 환자들의 경험으로는 체형을 바꾸는 일은 한 사람의 인생을 바꾸는 숭고한 작업이라고 생각합니다. 인생을 살아가면서 이렇게 재미있고 의미 있는 일을 할 수 있게 되어 다행입니다.

끝으로 바쁘다는 핑계로 많은 시간을 같이 해주지 못하는 우리 가족들, 항상 웃으며 열심히 일해 주는 체인지클리닉 식구들, 힘들고 지칠 때 많은 조언을 주신 장지연 원장님, 책이 나오기까지 도움을 주신 김혜라 씨와 출판사 여러분께 진심으로 감사드립니다.

아름다운 변화로 새로운 인생을 꿈꾸는 분들에게 이 책이 조금이나마 도움이 되었으면 합니다.

2008년 봄

체인지클리닉 원장 장두열

03 : 체형성형을 통해 예뻐지자, 날씬해지자

Chapter 4 | 장지연·장두열이 전하는 행복 메시지

: 모든 여성들의 아름다운 행복을 위한 장지연의 The All

: 장두열이 꿈꾸는 세상, 당신의 아름다운 Change

Chapter 01

요즘은 단순히 몸이 말랐다고 해서 예쁜 몸매로 치진 않는다.
건강하고 섹시함이 풍기는 매력적인 몸매를 아름답다고 여긴다.
신체의 각 부위별 치수와 몸무게의 많고 적음보다는
탄력있는 피부와 볼륨감 있는 몸매가 관건이다.

S-Line Story

재미있는 체형 이야기

Making S-Line

장두열 편

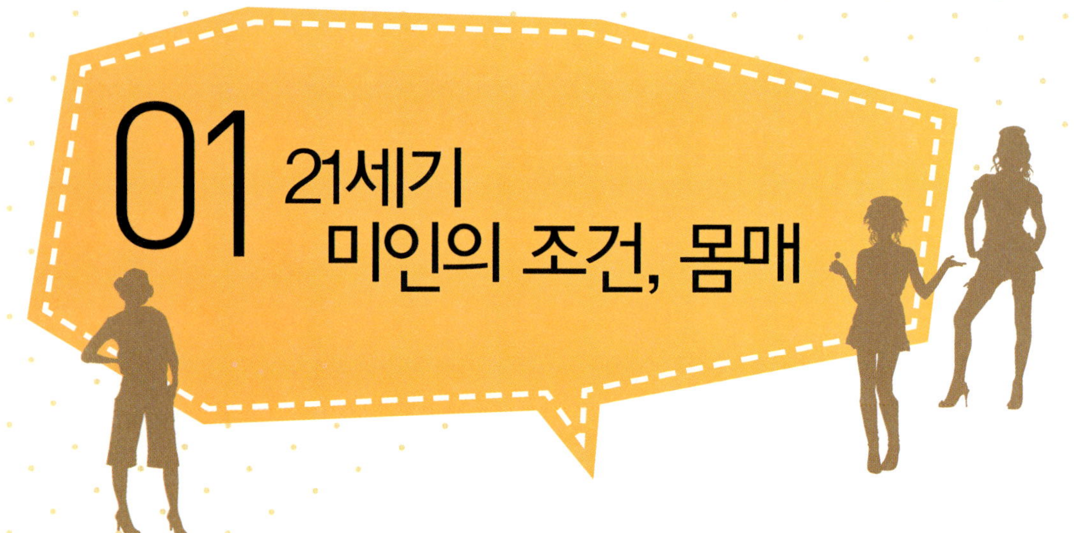

: 美人, 시대를 잘 만났거나 운이 좋거나

"선생님은 연예인 중에서 누가 가장 예쁘다고 생각하세요?"

이 질문을 받을 때마다 나는 누굴 말해야할지 몰라 머릿속으로 이 사람 저 사람 떠올리기만 한다. 사실 예쁘고 아름다운 연예인이 얼마나 많은가? 특히 요즘은 가수든 배우든 예쁘고 잘빠져야 한다는 공식이라도 있는 것처럼 연예인들 대부분이 얼굴도 예쁜데다 몸매까지 완벽하다.

이 질문을 다른 사람들에게 하면 아마도 제각기 다른 대답이 나올 것이다. 예쁘다는 기준이 모두 다르기 때문이다. 사실 예쁘다, 아름답다를 구분하는 기준이 수학적 답처럼 명확하게 나와 있는 것이 아니다. 전체적인 미의 조화 속에서 누구는 얼굴, 그 중에서도 눈이 예쁜 사람을 가장 예쁘다 할 수 있고, 또 누구는 얼굴선을, 또 다른 이는 기막힌 몸매에 최상의 수식어를 붙여 예쁘다고 말할지도 모른다.

아름다움, 즉 '미(美)'란 전적으로 보는 이의 관점에 따라 다르게 느껴지고 판단된다. 20대 청년이 생각하는 미인과 팔순의 노인이 생각하는 미인은 전혀 다를 수 있다. 시대와 장소에 따라서도 다르다. 시대의 변화나 유행에 따라 그 기준이 변하기 때문이다. 이처럼 아름다움의 기준은 모호하고 지극히 주관적이며 변화하는 특성을 지녔다.

과거와 현재, 동양과 서양의 미의 기준이 다르며 또 문화권별로 각기 다른 모습을 보이고 있다. 물론 인종별 생김새와 골격이 다르기에 저마다 다른 미의 기준을 가졌는지 모른다.

인류사에 미인으로 대표되는 여성으로 비너스, 클레오파트라, 양귀비 등이 있고 우리나라에는 황진이, 춘향이 등이 대표적 미인으로 거론되곤 한다. 비너스는 둥근 얼굴에 통통한 몸매의 소유자였고 클레오파트라는 단신에 까무잡잡한 피부를 지녔다고 한다. 양귀비는 길고 가는 눈에 6등신 작은 신장, 그리고 허리가 아주 굵은 4,50대의 푸짐한 아줌마 몸매를 지닌 여인이었다.

그럼에도 불구하고 그녀들은 당대 최고의 미인이라는 찬사를 들었고 후대에까지 그 명성은 계속되고 있다. 만약 그녀들이 환생해 외국의 린제이 로한이나 우리나라의 전지현 씨, 한채영 씨 등과 나란히 미의 경합을 벌인다면 현대를 사는 우리들은 누구에게 표를 던질 것인가?

미인은 결국 시대를 잘 만났거나 운이 좋은 사람이라고 생각한다. 만일 지금처럼 비쩍 마른 몸매에 홀쭉한 얼굴, 큰 눈과 오똑한 코를 지닌 여인이 과거에 태어났다면 그녀는 추녀로 여겨져 외면당했을 것이다.

반대로 달덩이처럼 통통하고 복스런 얼굴의 여인이 과거에 태어났다면 최고의 미인으로서 한 시대를 풍미했을 것이다.

사람들이 좋아하고 시대가 원하는 미인의 조건을 타고난 건 분명 복이 많은 사람임에 틀림없다. 그러나 쌍둥이에게도 세대차가 있다는 우스갯말이 있을 정도로 변화무쌍한 세상이다. 패션의 유행이 주기적으로 돌고 돌듯이 복스럽고 풍만한 몸매의 여성이 미인으로 다시금 각광받을 날이 올지도 모르겠다. 지금 내 얼굴, 내 몸매가 새롭게 미인상으로 추앙받게 될 날이 곧 도래할지도 모르니 희망을 갖고 살아보자.

: 미인형은 변화한다

동서양의 구분이 없던 원시시대, 그 당시에도 미인은 분명히 존재했을 것이다. 그러나 지금과는 전혀 다른 본능형 미인이지 않았을까? 생존과 번식이 최대 목적이었던 만큼 종족을 보존하기에 적합한 다산을 할 수 있는 몸매, 즉 넓고 펑퍼짐한 엉덩이와 큰 젖가슴과 배를 가진 풍만한 여성이 미인 소리를 들었음이 분명하다.

기원전 2000년에서 2500년 전 만들어진 빌렌도르프의 비너스상은 당시의 미인상을 반영한다고 볼 수 있다. 둥글고 커다란 젖가슴, 오뚝이처럼 배와 엉덩이가 볼록 나온 통통한 몸매에 튼실한 다리를 가진 이 여인을 보며 뭇 남성들은 가슴 설레며 서로 차지하기 위해 혈투를 벌였을지도 모른다.

그 이후로도 투덕투덕 살이 붙은 복스러운 얼굴에 다소 비만 축에 속하는 뚱뚱한 체형의 여인들이 오랫동안 미인 대접을 받아왔다. 인체미를 중시했던 그리스시대에는 탄력있는 몸매가 주목을 받는 가운데, 화장기 없이 창백한 얼굴을 한 여인이 미인으로 인기를 끌었다. 하지만 로마시대 들어서는 미에 대한 관심이 증가하여 화려한 화장술로 얼굴을 치장하고 더불어 일자 눈썹과 하얀 치아 그리고 털 없이 날씬한 몸을 가진 여성이 미인으로 손꼽혔다.

문화 예술의 침체기였던 중세시대 들어서는 당시 시대적 분위기에 따라 겉으로 드러내지 않는 절제와 소박함을 미덕으로 여겨 작은 가슴과 엉덩이 그리고 흰 살결, 금발에 넓은 이마를 가진 외모의 여성이 최고로 아름다운 미인으로 분류되었다.

인류의 문화 부흥기라 여겨지는 르네상스시대에 이르자 여성들의 미에 대한 열망이 한껏 고조되어 자신을 아름답게 꾸미려는 경향이 짙어진다. 이때 미인의 기준 역시 통통한 볼과 풍만한 몸매였다.

지금이야 햇볕에 그을린 듯한 까무잡잡한 피부도 건강하고 섹시하게 보고 일부러 태우기도 하지만 그 당시는 무조건 백옥같이 흰 피부를 최고로 여겼다. 풍만한 가슴과 잘록한 허리를 갖춘 여성일지라도 백옥 같은 피부를 갖추지 못한다면 천한 여자로 취급받았다. 그래서 외출할 때는 항상 모자를 쓰고, 양산을 들고, 긴 장갑을 끼는 것이 기본 매너였고 미인으로 살아남기 위한 생존 방식이었던 셈이다. 당시 그려진 명화 속의 여인들을 보면 모두가 그와 비슷한 복장을 하고 있음을 알 수 있다.

19세기말에는 염세적이고 회의적인 세기말의 분위기에 따라 미인의 기준에도 변화가 생겼다. 핏기 없는 피부에 야윈 몸매, 퀭한 눈, 홀쭉한 볼을 가진 여성들이 미인으로 환영받는 시기였다.

마릴린 먼로가 활동했던 20세기 중반인 1950년대에는 큰 가슴과 굴곡 있는 풍만한 몸매, 뇌쇄적인 인상의 여성이 미인으로 각광받았다. '섹시 (sexy)'라는 단어가 여성의 미를 표현하는 형용사로 사용된 것도 이 때부터였다.

그리고 현재는 쌍꺼풀 진 커다란 눈과 오똑한 코, 그리고 비쩍 마른 몸매에 가슴과 엉덩이는 봉긋 도드라진 일명 바비인형 같은 여성이 미인 대접을 받고 있다. 그렇다면 동양의 미인은 어떻게 변화해왔을까? 중국 4대 기서의 하나인 〈금병매〉에는 최고의 미인상에 대해 이렇게 기술되어 있는데 그 설명이 너무나 세세하다.

'눈은 검은 눈동자와 흰자위가 2:1비율이어야 하고 두툼한 아랫입술에 윗입술은 얇게 얹혀 있으며 삼단같이 긴 머리가 달걀형의 얼굴을 감싸고 어깨와 엉덩이는 반구형으로 둥글어야한다. 젖꼭지와 젖무덤은 담홍색이고 흰 목덜미와 풍만한 젖가슴을 지녀야한다. 볼은 미륵보살처럼 토실토실해야 하고 허리는 가늘며 몸은 가벼워야한다.'

중국에는 얼마 전까지도 작은 발을 지닌 여성을 성적 매력을 가진 미인으로 여겨 어릴 때부터 엄지발가락을 부러뜨려 헝겊으로 싸매어 발의 성장을 막는 전족 풍습이 있었는데 이로 인해 여성의 발이 수난을 겪기도 했다.

우리나라의 고전미인 역시 같은 동양권인 중국과 크게 다르지 않다. 조선시대 화가인 신윤복의 '미인도'에 나타나듯 하얗고 둥근 얼굴, 초승달 모양의 눈썹과 작고 귀여운 코 그리고 앵두를 닮은 붉고 작은 입술, 넓은 이마는 가지런히 쪽을 졌을 때 사각형을 이루는 둥글넙적한 모습이다. 이러한 경향은 1970년대까지 이어져 복스러운 얼굴에 통통한 몸매의 여성이 미인대회인 미스코리아에 선발되어 우리나라를 대표했었다. 그러나 20세기 후반으로 넘어오면서 미인의 기준이 서구화되기 시작했다. 큰 키와 작은 얼굴 등을 선호하면서 한국의 전통적인 미인형과는 점차 차이를 보이게 되었다.

시대가 바뀌고 서양 문물이 세계를 제패한 이후 소위 '지구촌'이 형성되면서 지극히 서구적인 미의 기준이 전 세계적으로 통용되고 있는 추세다. 동서양을 막론하고 쌍꺼풀의 큰 눈과 높은 코와 풍만한 가슴, 잘록한 허리, 그리고 탄력있는 엉덩이와 큰 키가 미인의 기준으로 자리매김하였다. 그래서 우리나라를 포함한 일본이나 중국의 여인들은 성형수술을 통해 자신의 외모를 서양인처럼 탈바꿈하는 현상이 발생하기도 한다.

아름다움의 기준은 끝없이 변화하고 진보와 퇴보를 거쳐 이제 글로벌화를 외치며 나아가고 있다. 이런 가운데 전 세계 여성들의 미인이 되고자하는 열망은 식을 줄 모르고 더욱더 뜨겁게 달아오르고만 있다.

tip

르네상스시대 미인의 기준

- 세 가지 하얀 것 : 피부, 치아, 손
- 세 가지 검은 것 : 눈, 속눈썹, 눈썹
- 세 가지 빨간 것 : 입술, 뺨, 젖꼭지
- 세 가지 긴 것 : 몸통, 머리카락, 손가락
- 세 가지 넓은 것 : 가슴, 이마, 눈과 눈 사이
- 세 가지 얇은 것 : 손가락, 발목, 콧구멍
- 세 가지 풍만한 것 : 가슴, 엉덩이, 입술
- 세 가지 가는 것 : 입, 허리, 발볼
- 세 가지 굵은 것 : 팔뚝, 허벅지, 다리
- 세 가지 작은 것 : 젖꼭지, 코, 머리

: 세상에 완벽한 아름다움은 없다

이 시대 최고의 얼굴짱, 몸짱이라는 수식어를 달고 요즘 최고의 주가를 올리고 있는 모 여배우가 내원한 적이 있다. 지난 해 혜성같이 등장하여 브라운관을 점령하더니 요즘엔 여성 연예인이 선망하는 화장품 CF에서도 등장하는 그녀는, 실물로 직접 보니 역시 얼굴 모습이며 길고 날씬한 몸매까지 정말 흠잡을 데 없는 완벽한 용모의 소유자였다.

아무리 봐도 모자란 부분이라고는 전혀 없는 듯한 그녀의 방문 사유가 참으로 궁금했다. 미인으로서 갖추어야 할 모든 미적 요소들을 다 갖고 있는 그녀가 찾아온 이유가 뭘까?

"선생님, 제가 사실은 몸매에 콤플렉스가 있는데요, 겉으로 봐서는 모르겠지만 허리가 일자에다가 복부에 군살이 있어서 배꼽티나 골반바지를 입지 못하거든요. 광고 섭외가 들어와도 몸매 때문에 제약이 많고 또 화보나 영화촬영 때도 허리 라인 드러내는 문제로 감독님들과 늘 마찰이 생겨요…."

그러고 보니 그녀는 영화나 드라마에서 청순하고 조신한 역할로만 등장하였다. 직업상 연예인의 몸매를 유심히 살펴보는 버릇이 있는데 내 기억에도 그녀의 반라 신이나 노출된 몸매를 본 적이 없었다.

많은 여성 연예인들은 자신의 몸매를 어떻게 하면 멋지고 근사하게 드러낼까 고민한다. 그런데 그녀는 완벽한 얼굴과 몸매를 지니고서도 허리 라인에 대한 콤플렉스 때문에 심리적으로 위축되어 활동에 제약을 받고 있는 것이다.

일반인의 입장에서 보면 조금은 이해하기 어려울 수 있다. 하지만 완벽에 가까운 외모로 모든 여성들의 선망을 받으면서도 단 하나의 부족함 때문에 콤플렉스를 느끼고 그걸 채우려는 욕망은 그 여배우의 입장에서는 절실한 문제였다. 그렇게 해서 그녀는 지방흡입과 레이저 시술을 병행하여 허리와 복부의 라인을 찾게 되었다. 얼마 후 TV에서 쇼 프로의 진행자로 나선 그녀를 보게 되었는데 허리와 배꼽을 드러낸 과감한 의상과 더불어 이전과는 사뭇 다른 당당한 자신감이 느껴졌다.

개개인이 느끼는 미의 기준도 또 미에 대한 만족도도 사람마다 조금씩은 다르다. 다른 사람이 보기에는 아무렇지도 않은데 스스로 부족하다 느끼고 불만스러워 하는 사람이 있는 반면에 남들은 살을 빼라고 해도 정작 당사자는 자신을 글래머라 여기며 만족해하기도 한다. 자신의 얼굴과 몸매에 대해 완벽하게 만족한 사람은 없다. 많은 여성들은 자기 신체에 대해 '난 코는 마음에 드는데 눈이 너무 작다' 거나, '허리 라인은 괜찮은데 허벅지가 너무 굵다' 거나 하는 등등의 불만을 하나씩은 가지고 있다.

인류 역사상 그 어느 때보다도 외모를 중시하는 시대적 분위기와 함께, 방송과 언론 그리고 인터넷의 발달로 우리나라는 물론 전 세계의 미인들을 생활 속에서 늘 접하다보니 자신의 평범한 외모에 대한 불만이 계속 쌓이기 마련이다. 콤플렉스의 종류 역시 점차 다양해져 8등신이니, 7등신이니, 얼굴의 비례가 어떻고 하며 미인의 표준 수치까지 거론되는 상황에서 자기 비관을 넘어 우울증에 빠지는 사람들까지 생겨나고 있다. 대부분의 여성들은 자신의 단점을 있는 그대로 받아들이고 장점을 살리며 살아가고자 하나 그런 노력에도 불구하고 상당수의 여성들은 자신의 콤플렉스를 도무지 극복할 수 없어 마음의 고통을 겪으며 지내기도 한다.

사실 아름다움이란 건 수학과 달라서 정확한 답도 수치도 정해져 있지 않다. 상황에 따라 영화배우 전지현 씨가 제일 멋질 때도 있고, 가수 이효리 씨가 가장 어필될 때도 있다. 보는 이에 따라선 개그맨 박경림 씨처럼 첫눈에 반하는 외모는 아니더라도 볼수록 자꾸만 매력이 느껴져 나중에는 그녀가 세상에서 가장 예쁜 여성으로 보이는 사람도 있는 것이다.

"세세한 미의 수치를 따지기엔 인생은 너무 짧고, 시간은 너무 빠르게 흘러간다."

18세기 프랑스 철학자 볼테르는 아름다움의 상대성을 이렇게 설명했다. 미는 상대적인 개념이란 것이다. 우리 눈엔 정말 완벽한 외모를 지닌 여배우들이라도 그들 역시 나름대로 콤플렉스를 갖고 있다.

S라인의 대명사처럼 여겨지며, 이 시대의 섹시코드를 대표하는 이들은 신체적 단점이 없다고 생각하고 있을까? 완벽한 몸매와 뚜렷한 이목구비, 인기와 부, 명예를 모두 거머쥔 그녀들에게도 자기만의 콤플렉스는 있기 마련이다.

상담을 하다보면 정말 흠 잡을 데 없는 미녀가 찾아오곤 한다. 의사인 내가 봐도 완벽한 비율과 균형을 갖춘 그녀들의 한결같은 고민은 더 날씬하고, 더 아름답고 싶다는 것이다. 핵심은 얼마나 균형을 이루고 조화를 이루는가이다. 거울을 보며 자신의 얼굴이, 자신의 몸매가 좀 부족한 듯해도 이 정도면 괜찮다고 가끔은 최면도 걸어볼 일이다. 키가 좀 작으면 어떻고 몸이 뚱뚱하면 어떤가? 조물주는 분명 다른 무언가를 당신에게 주었을 것이다. 사랑스러움이나 멋진 감각, 아님 뛰어난 두뇌, 그것도 아니라면 근사한 남자 복을 주었는지 모를 일이다.

: 성형의 역사

사람은 누구나 아름다워지기 위해 혹은 자신의 이미지 메이킹을 위해 노력한다. 이러한 노력은 동서고금을 통해 결코 시들지 않는 인간 내면의 공통분모다. 자신의 부족한 부분을 알고 또 그것을 위장하여 아름답게 보이도록 하기 위해 화장을 하고 성형을 시작했다.

성형의 역사는 언제부터일까? 우리는 성형을 흔히 현대 의학의 꽃이라고 말한다. 대부분의 사람들은 근대 의학이 본격적으로 발달하기 시작한 20세기 이후 성형이 시작된 것이라고 생각한다.

그러나 놀랍게도 성형의 역사는 기원전 6세기까지 거슬러 올라간다. 성형외과(plastic surgery, plastic and reconstructive surgery)라는 용어는 희랍어 'plastikos'에서 유래한 것으로 '마음대로 모양을 바꿀 수 있다'는 의미를 가지고 있으며, 'reconstructive'는 '없어진 것을 다시 만든다'는 재건의 뜻이다. 성형은 역사적으로 볼 때 재건성형에서부터 시작됐다. 기록상 최초의 성형외과 수술은 기원전 6세기 경 인도에서 행해진 코의 재건 수술로, 이마의 피부를 이용해 코를 다시 만든 것으로 알려져 있다. 이 기술은 중국, 페르시아, 그리스, 로마까지 전파되었으며 중국 진시황 시기에는 구순구개열을 수술로 치료했다는 기록이 남아 있고, 로마의 셀수스란 의사도 손상된 코를 재건하는 수술을 한 것으로 전해지고 있다.

근대에는 전쟁들이 빈번하게 발생하면서 성형외과적인 시술이 절실해졌다. 미국 남북전쟁을 비롯하여 1차, 2차 세계대전을 치르면서 부상당한 병사들의 상처를 치료하고 사회에 복귀시키기 위해 성형외과의 치료 방법과 기술이 더욱 발전하게 되었으며 이때부터 근대적인 성형외과의 의미가 정립되었다.

성형은 크게 재건성형과 미용성형으로 구분된다. 재건성형이란 사고나 전쟁 등으로 인해 없어졌거나, 선천적으로 형성되지 못한 신체 부위를 제 모습으로 복원하는 것을 말한다. 미용성형은 아름다움을 추구하는 현대인의 욕구를 충족시키기 위해 나이가 들면서 생기는 노화현상이나, 신체 특정 부위에 대한 단점을 제거하고 동시에 자신감 있게 사회생활을 해나갈 수 있도록 도와준다.

재건성형이나 미용성형 모두 성형을 통해 신체적 결함을 극복할 수 있도록 도움을 준다는 점에서는 큰 차이가 없다. 우리는 신체적 결함으로 인한 정신적 고통과 자신감 결여 등으로 사회 부적응이라는 문제에 부딪힌 사람들을 수없이 많이 접해왔다. 성형은 이러한 신체의 결점을 극복, 보완함으로써 단순히 육체적 변화뿐만이 아니라 정신적 변화까지 가져오고 있는 것이다.

미용성형은 20세기에 들어서 본격적으로 발전했다. 각종 항생제가 개발되고 주름살 제거술, 유방확대술, 모발이식 등 성형수술 방법이 비약하는 단계에 이르렀다. 미용성형은 재건성형에 비하면 역사가 짧지만 정작 성형외과의 발전은 미용성형이 주도하고 있다. 유방성형술이 처음 선보인 것은 1895년이지만, 근대적인 방법으로 이루어진 것은 독일의 의사 게일즈니가 파라핀을 주사해 여성의 유방을 확대하는 데 성공하면서부터이다. 물론 이후에 파라핀에 관한 부작용이 알려지면서 더 이상 사용되고 있지 않다.

지방흡입술은 1977년 프랑스의 일루즈 박사에 의해 개발되어 처음 시도된 이후 약 40여 년의 역사를 가졌을 뿐이다. 얼굴의 윤곽을 고치는 안면 교정술의 역사는 불과 30년에 지나지 않는다. 그러나 미용성형은 짧은 역사에도 불구하고 그 안전성이나 효과 면에 있어서 다른 어떤 의학 분야와 비교해도 결코 뒤지지 않는 역량을 축적해 왔다.

20세기 후반부터 성형외과술은 자연미를 최대의 과제로 삼고 수술 부위와 흉터를 최소화하는 미세 수술을 비롯해, 레이저의 도입, 그 외에 인공 삽입 물질과 각종 장비의 개발 등으로 지금도 눈부신 발전을 계속하고 있다.

눈이나 코, 유방 등 특정 부위에 국한되었던 수술 부위가 얼굴, 허벅지, 종아리 등 신체 전반으로 확대되었으며, 다양한 외과적 수술 방법뿐만이 아니라 각종 주사 요법이 개발됨으로 인해 과거에는 상상치도 못했던 많은 성과를 올리고 있다. 불과 몇 년 전까지만 해도 부작용 등 심각한 문제점이 발생되기도 했지만 근래에는 새로운 약물과 기기, 기술의 등장으로 비교적 안전하게 시술이 이루어지고 있다. 아름다워지려는 끝없는 인간의 욕구에 맞춰 끊임없이 발전해 온 성형의 종착역은 과연 어디일지 지금으로서는 그 누구도 단언할 수 없다.

: 동서고금 아름다운 체형의 변천사

여성의 아름다운 체형의 기준 역시 외모와 마찬가지로 시대와 환경에 따라 변화를 거듭해왔다. 종족 보존이 우선시되던 고대에는 작은 키에 큰 가슴과 엉덩이와 뱃살이 풍만한 B라인 몸매를 최고로 쳤다. 볼륨감을 넘어 뚱뚱하기까지 한 몸매는 식량의 풍족함을 상징하고, 푸짐한 엉덩이는 다산에 대한 일종의 약속 어음과도 같았다.

다산은 종족 보존을 위한 절대적인 조건이었고, 풍만한 여성만이 누릴 수 있는 특권이었기에 미를 논할 때 외모보다도 가장 우선시되는 기준이었던 것이다. 작달만한 키에 뚱뚱한 여인들이 뭇 남성들의 짜릿한 시선을 받으며 한껏 도도한 모습으로 걸어 다녔으리라. 비쩍 마른 여성보다 뚱뚱한 여성이 임신과 출산을 제대로 감당해낼 수 있으리라 여겨지는 것은 당연한 사실이다.

그리스로마시대에는 신체의 수학적 비례요소에 따라 균형미와 조화

미를 가장 중요하게 여겼다. 인체의 황금률이 등장한 것도 이 시대였다.

13~16세기의 중세시대에는 가느다란 몸매에 가슴이 작고 배가 홀쭉한 I라인 여성이 대접을 받았다. 그 후 17, 18세기에는 남자나 여자나 풍만한 몸집을 아름답다고 여겼다. 적당히 살찐 모습은 신분과 풍요, 아름다움을 동시에 나타내는 상징이었다. 당시에는 남녀를 불문하고 적당히 살쪄 보이기 위해 옷의 허리와 허벅지 부위에 솜을 넣었다. 여성들이 코르셋으로 허리를 잔뜩 조인 이유 또한 가슴과 엉덩이를 더욱 풍성하고 도드라져 보이게 하기 위해서였다.

20세기 중반, 당시 활약한 영화배우들을 보더라도 통통하거나 볼륨 있는 체격의 여성이 대중의 사랑을 받았음을 알 수 있다. 앞에서 언급한 마릴린 먼로나 비비안 리, 엘리자베스 테일러 등은 이웃집 언니처럼 둥글둥글한 인상에 적당히 살집이 있는 그런 몸매였다.

우리나라 조선시대에도 하체가 튼실해야 미인이라 했다. 길고 폭 넓은 치마 속에 예닐곱 겹의 속옷을 겹쳐 입은 것이 유행했는데 이는 엉덩이가 커 보이도록 하기 위함이었다. 이런 경향은 혜원 신윤복의 '미인도'에 잘 나타나 있다. 그림 속 여인은 상체는 가냘프지만 하체는 풍성한 느낌을 준다. 전쟁과 전염병 등으로 노동력 상실이 컸던 조선 후기로 갈수록 풍만한 허벅지와 엉덩이 선호 경향은 두드러졌다. 풍만한 하체는 곧 다산을 상징하기 때문이다.

중국과 일본도 마찬가지였다. 당나라의 양귀비가 풍만한 몸매를 자랑했고, 11세기에 나온 일본 최초의 장편소설 〈겐지모노가타리〉에서도 '포동포동한 여인'을 미녀로 묘사했다.

이처럼 동서양을 통틀어 갸름하고 늘씬한 여성들이 '아름답다'는 말을 듣기 시작한지는 그리 오래되지 않았다. 현대 미술의 거장이라 불리는 피카소와 더불어 '20세기 회화의 위대한 지침'이라 일컬어지는 마티스가 활동하던 시기까지만 해도 가슴과 엉덩이가 풍만하고 전체적으로 통통한 여성들이 캔버스를 채우고 있었다.

그러나 역설적이게도 지나치게 풍요로운 현대에 이르러서는 오히려 마르고 긴 체형이 선망의 대상이 되고 있다. 한마디로 갸름하고 날씬한 체형이 선호되고 있는 것이다.

우리나라만 해도 1979년 미스코리아 당선자들의 체격은 평균 몸무게 50.5킬로그램에 키165.5센티미터였다. 1989년에는 50.8킬로그램에 170.4센티미터, 1998년에는 51.3킬로그램에 173.6센티미터로 키는 점차 커졌지만 몸무게는 별로 늘지 않음을 알 수 있다.

불과 수십 년 전까지만 해도 통통한 여성은 부잣집 맏며느릿감이라는 소릴 들으며 혼담에서 우의를 차지했지만 반대로 비쩍 마른 사람은 피죽도 못 먹은 사람 같다는 비참한 말을 들어야만 했다.

그러나 경제적으로 윤택해지고 문화의 혜택 속에 수준 높은 삶을 살고 있는 오늘날엔 풍만한 육체는 더 이상 부유함의 상징이 아니라 게으름과 나태함의 징표가 되어가고 있다. 이제 탄탄하고 날씬한 체형에 대한 선호는 일종의 사회현상으로까지 자리잡았다.

풍만한 가슴과 통통한 아랫배, 굵은 다리의 비너스상은 현대 여성에게는 혐오스럽게 보일런지도 모른다. 황금비가 적용되었다는 밀로의 비너스조차도 지금의 잣대로 본다면 통통녀임이 분명하다.

더욱이 비만이 성인병의 원인으로 지목되며 젊은 여성뿐만 아니라 성별불문, 노소에 상관없이 모두가 날씬족 대열에 합류하기 위해 애를 쓰는 현상이 벌어지고 있다. 더 나아가 전 세계의 많은 여성들이 아름다운 몸매가꾸기와 더불어 몸무게 줄이기에 필사적인 노력들을 기울이고 있다. 이로 인해 강박적인 체중 감량으로 인한 새로운 사회문제도 나타나고 있다.

사실 세계적인 모델로 활동하고 있는 나오미 켐벨, 클라우디아 시퍼, 케이트 모스, 지젤 번천 등은 아주 깡마른 체형이 아닌 것 같지만 실제 이들의 체질량 지수(BMI, Body Mass Index)는 16~17 정도에 불과하다. 세계보건기구(WHO)가 마련한 체질량 지수는 성인의 키와 몸무게에 따른 비만도를 측정하는 수치로 {몸무게(kg)÷ 키(m)^2}로 계산한다. 이렇게 나온 수치가 18.5 미만이면 저체중, 18.5~24.99까지는 정상체중, 그리고 25~29.99는 과체중이며 그 이상은 비만으로 분류한다.

2006년 거식증으로 사망한 브라질 모델 아나 카롤리나는 172센티미터의 키에 몸무게는 40킬로그램밖에 되지 않았는데도 늘 자신이 뚱뚱하다고 생각해왔다. 문제는 사람들이 이러한 마른 몸매를 예쁘다고 인식한다는 데 있다. 그래서 마른 사람은 더 마르길 원하고 일반 여성들 또한 세계적인 탑 모델의 몸매를 부러워하며 굳이 안 해도 되는 다이어트를 한다. 특히 한창 영양섭취를 해야 할 청소년들에겐 큰 문제가 아닐 수 없다.

획일화되어지고 표준화되어지는 미의 잣대와 체형의 기준에 자신을 맞추려 하기보단 자신만의 '나다움'을 찾는 것이 중요하다. 남의 이목과 평가에 신경쓰고 주눅 들어 생활한다면 얼마나 삶이 우울하고 피곤하겠는가.

키가 삭으면 작은 대로 몸이 통통하면 통통한 대로, 있는 그대로의 자기 모습을 사랑하며 당당하게 자신의 인생을 살아가는 것도 21세기 여성으로서 멋지지 않을까? 남과는 다른 나를 인정할 줄 아는 지혜와 단순히 타인의 외향에 찬사의 눈길을 보낼 것이 아닌 마음의 아름다움까지도 볼 수 있는 혜안이 필요한 세상이다.

: 예쁜 것보다 잘빠진 게 대세?

외출하는 발걸음이 유난히 가벼운 날이 있다. 얼굴에 화장도 잘 먹고 머리도, 차려 입은 옷 모두 제법 스타일이 좋은 그런 날이다. 상큼하게 번화가를 걷고 있는데 당신을 지나쳐가던 여성들이 자기들끼리 소곤거리는 소리를 우연히 듣게 된다.

"쟤, 참 예쁘다."

"아니, 몸매가 정말 잘빠졌는걸?"

이때 당신은 어떤 칭찬을 듣고 싶은가. 물론 얼굴도 예쁘고 몸매도 잘빠졌다는 얘길 들었으면 하는 것이 모든 여성들의 희망사항이겠지만 요즘엔 얼굴보다는 몸이 예쁘다는 말을 더 듣고 싶어 하는 사람이 부쩍 늘고 있다.

얼굴 성형이 대중화되면서 미인의 기준과 비교적 쉽게 가까워질 수 있는 데다, 외모가 획일화되는 것에 반감을 갖는 여성들은 자신만의 개성을 당당하게 연출하고 다니기에 이제는 미운 사람, 못생긴 사람이 없다고들 한다. 이제 미인의 충족 요건이 새롭게 등장했는데 그건 바로 슬림하고 탄탄한 S라인 몸매이다.

우리가 흔히 쓰는 '예쁘다' 와 '잘빠졌다' 는 것은 서로 반대 개념은 아니지만 그렇다고 동의어도 아니다. 미적 관점에서 본다면 '예쁘다' 는 각 부분 부분의 세세한 상태를 설명하는 것으로 얼굴과 손, 가슴, 발 등에 따라 붙는 형용사이고, '잘빠졌다' 는 전체적인 조화에 대한 평가로 흔히 몸매를 두고 얘기할 때 주로 쓰는 표현이다.

몸매에 대한 관심이 높아지면서 여성은 물론 남성들까지 몸짱 만들기에 가세하고 있다. S라인, M라인, V라인, T라인과 같은 몸매에 관한 기발한 신조어들이 속속 등장하는 등 가히 몸매의 시대가 도래한 것이다.

2005년 5월 한 인터넷 포털 사이트가 1,070명의 남성을 대상으로 실시한 설문조사에 따르면 '여자 친구가 바뀌었으면 하는 부분' 을 묻는 질문에 몸매(41%)가 압도적으로 1위를 차지했다. 그 다음은 말투(14.3%), 패션(11.2%), 헤어스타일(10.6%) 순이었다. 여성 역시 마찬가지였다. 2007년도 유니레버 코리아에서 여성 500명을 조사한 결과 84퍼센트가 '현재보다 몸매가 더 좋다면 이성에게 호감을 줄 수 있다' 고 답했다.

몸이 노출될수록 몸매는 중요해진다. 몸매에 자신이 있는 사람은 몸을 숨기기 위해서가 아니라 몸매를 드러내기 위해 옷을 입는다고 해도 과언이 아닌 세상이 되어버렸다.

독일의 저널리스트이며 과학자인 에바 드롤스하겐은 '날씬한 몸매를 가진 여자는 아무 옷이나 입어도 된다. 항상 유행에 맞는 몸을 갖고 있기 때문이다. 하지만 뚱뚱한 여자는 옷이 아니라 몸이 문제이기 때문에 그녀 역시 아무 옷이나 입어도 된다' 고 했다.

성형 미인을 다루어 공전의 히트를 기록한 우리나라 영화 '미녀는 괴로워' 에 이런 장면이 있다. 노래는 잘 부르지만 뚱뚱한 외모 때문에 인기 여가수의 노래를 대신 불러주며 얼굴 없는 가수로 활동하던 한나 역의 김아중이 사랑 문제로 가슴앓이를 하자 친구 역으로 나온 오지혜가 벽에 걸린 달력 속 날씬한 수영복 차림의 여자를 가리키며 말했다.

"저 여자는 명품, 나같이 평범한 여자는 진품, 그리고 넌 반품이야."

뚱뚱한 여성의 몸매를 상품 중에서도 반품 제품으로 표현한 대사에 많은 이들이 폭소를 터뜨렸겠지만 아마도 자신이 뚱뚱하다고 생각되는 여성들에겐 수치심을 일으키고 한편으론 큰 자극제가 되었을 것이다. 더욱이 영화에서 굉장한 뚱녀였던 한나가 수개월 간의 엄청난 성형으로 S라인의 환상적인 몸매로 변신하는 모습을 본 많은 여성들, 특히 몸매 때문에 고민이 많았던 여성들은 영화 속 한나처럼 현대 의학에 자신의 몸을 맡기고 싶은 충동에 시달려야만 했다.

동서양을 막론하고 과거에는 긴 치마나 드레스로 여성의 몸매를 감추기 급급했다. 하지만 현대는 노출의 시대이다. 미니스커트의 길이는 점점 짧아져 초미니스커트가 등장하고, 팬티 라인까지 올라간 핫팬츠와 민소매 티셔츠를 입은 과감한 여성들이 거리를 활보한다. 그만큼 몸매에 대한 관심도 높아져 쇄골미녀, 골반미녀, S라인, V라인 등의 유행어가 이제 패션 산업뿐만이 아니라 식품, 광고, 전자 산업에 이르기까지 퍼져 산업 전반의 트렌드로 잡아가고 있다.

특히 S라인에 대한 열풍은 가히 위력적이다. 자동차 산업이나 전자 산업에 이르기까지 S라인의 디자인을 강조한다. 과거에는 남다른 가슴 굴곡을 강조하던 란제리 광고의 모델도 어느 순간 슬림한 실루엣을 보여줄 수 있는 장신의 S라인 모델들로 교체되고 있다. 예전의 란제리 광고는 상체만 부각시켜 풍부한 가슴 라인을 강조했지만, 이제는 어깨와 가슴, 힙으로 이어지는 몸 전체의 S라인을 최대한 살리고자 한다.

몸매 열풍은 전자제품이나, 자동차, 액세서리 등의 산업디자인에도 영향을 주어 통통하고 둔탁하고 무거워 보이기보단 슬림하고 단단하며 맵시있게 똑 떨어지는 형태를 추구하고 있다.

TV를 켜면 잘빠진 몸매의 배우와 모델들이 화면마다 장악하고 있다. 이렇듯 건강하고 잘 관리된 듯한 바디라인이 새로운 미의 기준으로 등극하면서 이제 여성들은 얼굴 미인이 아닌 몸매 미인으로 승부수를 던지고 있는 것이다.

: 성공을 부르는 몸매

그렇다면 왜 우리 시대는 이토록 몸매에 열광하는 것일까? 대중에게 어필해야 하는 연예인들에게 몸매란 부와 성공을 얻기 위한 수단이자 인생의 성패를 결정짓는 중요한 요소이다. 이런 인식은 비단 연예인들에게 국한되어 있지 않다. 보통사람들 역시 더 좋은 배우자를 만나기 위해, 너 좋은 직장을 얻기 위해, 사회생활의 자신감을 얻기 위해, 건강을 위해 이제는 몸매 관리에 신경을 쓴다.

실제로 외모가 나쁠수록 소득이 적고 대인관계에서 많은 손해를 보게 된다는 통계 보고들이 나오기도 한다. 실업률이 극심해지고 취업 경쟁이 치열해지면서 사회에 첫발을 내딛기 위한 준비로 성형을 하는 경우도 점점 늘어나고 있다. 첫 면접에서 좋은 인상을 심어 준다면 경쟁자보다 한발 빠르게 유리한 고지를 선점할 수 있기 때문이다. 반대로 외모가 좋지 않아 자신감에 심각한 상처를 입고 살아가는 사람들을 볼 수 있다. 이러한 자신감의 손상은 원만한 대인관계를 해치고 심각할 경우 정신적인 질환으로 이어지기도 한다.

의사전달 효과에 대한 흥미로운 연구가 나온 적이 있었다. 그 연구에 의하면 어떤 내용에 대해 다수의 사람 앞에서 발표를 할 경우 발표자의 몸짓과 표정, 시선이 의사전달에 55퍼센트 정도의 영향을 주고 목소리 톤은 33퍼센트, 정작 발표 내용의 타당성은 7퍼센트의 영향만을 준다는 것이었다.

자신이 속한 집단에서 더 젊고 아름다운 모습으로 인정받고 싶은 욕망과 몸을 가꿈으로써 삶을 바꿀 수 있다는 믿음이 전 세계 뷰티 산업의 열풍을 일으키고 있다. 한때는 교육을 통해 신분 상승이 가능하다고 믿었다. 그래서 교육에 대한 투자는 그 어떤 지출보다도 우선시 되었고, 자식들의 대학 교육을 위해 논과 밭, 소까지 팔던 시절이 있었다.

하지만 이제는 매력적인 몸매를 통해서 신분 상승이 가능하다고 생각한다. 사람들은 더 많은 돈과 시간을 자신의 몸에 투자한다. 이러한 노력에는 연예인과 일반인의 구분이 없다. 원하는 몸매를 만들기 위해 정확한 정보를 충분히 갖고 있는지, 체계적인 운동 프로그램에 따라 얼마나 집요하게 실천하느냐의 차이가 있을 뿐이다.

연예인들의 몸매 관리는 혹독할 지경이라고 한다. 먹고 싶은 것을 참는 것은 기본이고 아무리 피곤해도 반드시 하루에 몇 시간씩 운동을 하며 몸매만들기에 전력을 기울인다.

몸짱 시대에 연예인으로 산다는 것은 단순히 자신의 일만 잘한다고, 예를 들면 연기만 잘한다고 혹은 노래만 잘 부른다고 성공하는 것은 아니기에 끊임없는 자기 관리 차원에서 몸매 관리에 공을 들인다. 그들이 처절할 정도로 자신의 몸을 관리하는 것은 대중에게 좋은 모습을 보이기 위함이지만 현실적인 이유는 몸이 곧 부와도 직결되기 때문이다.

몸매가 가장 뛰어난 외국의 모델을 예로 들어보자. 미국 경제지 ≪포브스≫에 실린 모델계 부자 톱15인 리스트와 그들의 수입은 가히 놀랄 만하다. 미국 란제리 브랜드 '빅토리아 시크릿'의 모델인 지젤 번천이 한 해 동안 3,300만 달러(약 302억원)를 벌어 들여 최고 부자 모델의 자리에 등극했다고 밝혔는데 번천의 수입은 미국 프로야구에서 최고의 몸값을 자랑하는 뉴욕 양키스의 알렉스 로드리게스(평균 연봉 2,500만 달러)보다 800만 달러(약 73억원)나 많았다. 지젤 번천에 이어 2위 자리에는 900만 달러(약 82억원)의 수입을 올린 케이트 모스가 올랐으며, 하이디 클룸, 아드리아나 리마, 알레산드라 앰브로시오 등 '빅토리아 시크릿'의 모델 3명이 나란히 그 뒤를 이었다.

굳이 멀리 외국의 경우가 아니라도 우리 주변에서 '좋은 몸매로 얻는 성공'의 예는 심심치 않게 찾아볼 수 있다. 연예인이나 스튜어디스 등 신체조건을 크게 따지는 직업은 물론 일반 직장에서도 신입사원을 뽑을 때 응시지들이 비슷한 자격과 능력을 지녔을 경우 기왕이면 몸매가 예쁜, 자기 관리에 신경쓴 사람에게 높은 점수를 준다는 사실은 공공연히 알려져 있다. 이렇듯 탄탄하고 안정감 있는 몸매의 소유자라면 사회생활의 첫 단추부터 잘 꿰고 순조롭게 출발할 가능성이 높다.

또한 몸매가 좋으면 같은 옷을 입어도 그렇지 않은 이보다 폼 나고 멋져 보인다. 그러니 자연스레 이성들로부터 호감을 얻어 사랑을 이룰 확률도 높아지고 사회생활을 하는 데 있어서도 자신감을 갖고 일하게 되어 좀더 쉽게 인정받는 경향이 있는 듯하다. 이런 생각의 밑바탕에는 좋은 몸매란 그 사람의 철저한 자기 관리를 드러내 보이는 증명서라는 점이 깔려 있는데 일견 타당한 면이 있다.

이렇듯 몸매는 성공을 위한 밑거름이자 재산이며 때론 성공을 향해 달려 가는 지름길이 되기도 한다. 자신에게 주어진 몸매를 최대한의 관리로 더욱 아름답게 만들고 그 치열한 노력의 과정을 통해 자신감과 당당함을 얻게 되었다면 그것만으로도 이미 성공의 대열에 합류한 것이다.

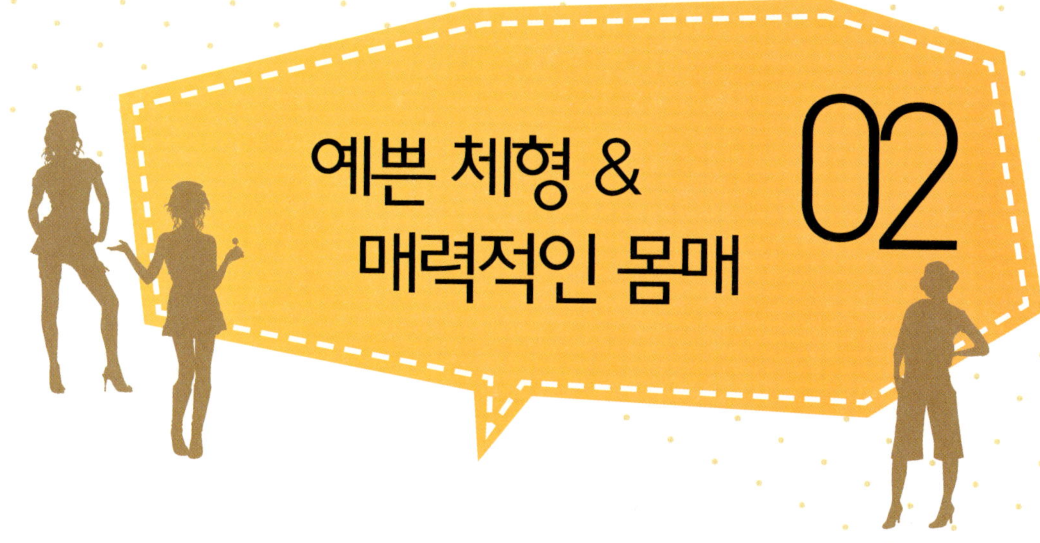

: 바람직한 체형의 조건

그리스의 철학자들은 사물의 비례야말로 사물의 신성한 본질을 나타 낸다고 생각했다. 비례는 절대적인 기준의 지배를 받고 있으며 아름다 움을 넘어서 신성하다고까지 생각하였다. 르네상스시대의 화가들도 아 름다움이란 신체의 각 부분이 조화롭게 비례를 이루는 것이라 여겼다. 화가 레오나르도 다빈치는 신장과 두 팔의 비례관계, 머리끝에서 발끝 까지의 비례 관계를 나타낸 '인체 비례'라는 작품을 그리기도 하였다.

독일의 물리학자 페히너는 여러 종류의 네모 형태를 실험자들에게 보 여주고 가장 선호하는 형태를 연구한 결과 사람들이 1:1.618의 비율을 가진 형태를 기장 선호한다는 사실을 밝혀냈다. 이집트의 피라미드가

밑변과 높이가 1:1.6의 비율이라는 점도 단순한 우연이 아닌 것이다.

루브르 박물관에 있는 밀로의 비너스 상은 이러한 비례 관계를 잘 표현하고 있는 작품이다. 이 비너스 상은 물리학적으로 가장 안정적이라는 1:1.61803의 비율을 신체 곳곳에 그대로 반영하고 있다.

얼굴의 길이와 너비가 1:1.6의 비율을 따르고 있고, 넓적다리와 무릎 아래 다리의 길이, 목에서 엉덩이까지의 길이와 엉덩이에서 다리까지의 길이, 머리에서 배꼽까지의 길이와 배꼽에서 발까지의 길이, 젖꼭지 사이의 길이와 엉덩이의 넓이 등이 모두 1:1.6의 비율로 만들어져 있다. 흔히 말하는 8등신 미녀의 기준 역시 상반신과 하반신을 5:8의 비율로 나누는데, 이 역시 1:1.6의 비율인 것이다.

성형전문의 사이에서도 이상적인 얼굴의 황금비율이 전해오는데, 눈동자 한가운데를 중심으로 얼굴의 위아래가 1:1의 비율을 이루어야 한다. 또한 양 눈과 미간이 1:1:1의 비율을 이루는 것을 황금비율로 여기며 이는 미인의 조건 가운데 하나이다. 한 TV프로그램에서 이 황금비율을 가지고 섹시 여가수를 대표하는 아이비 씨의 얼굴에 대비시킨 결과 그녀의 얼굴은 거의 완벽하게 이 조건을 충족시켜 화제가 된 적도 있다.

이처럼 얼굴이나 몸매도 조화를 이루는 비례에 근접할수록 아름다워 보인다. 서양 여성의 경우 엉덩이 둘레와 가슴둘레가 같은 경우를 이상적인 체형으로 여기지만, 우리나라에서는 일반적으로는 가슴이 엉덩이보다 3~4센티미터 작은 것을 가장 이상적으로 본다. 또 자신의 신장에 0.52를 곱하여 나오는 수치를 이상적인 가슴둘레로 여기기도 한다. 가슴의 경우 크기뿐 아니라 형태도 중요하게 여긴다. 양쪽 유두와 쇄골의 중간 지점을 연결했을 때 정삼각형에 가까운 형태가 나올수록 이상적인 가슴으로 여기며, 옆에서 보았을 경우에는 유두 끝이 어깨와 팔꿈치의 중간지점에 있어야 한다.

어떤 엉덩이가 이상적인가에 대해서도 인종이나 국가에 따라 다소 차이가 있다. 미국의 엉덩이 성형전문의 콘스탄티노 몬디에타 박사는 엉덩이를 허리부터 허벅지 바로 위까지 넓어지는 A형, 골반 뼈부터 허벅지까지 좁아지는 V형, 둥그런 모양의 원형, 그리고 각을 이루는 네모형의 네 가지 유형으로 나누었다.

몬디에타 박사는 A형이 가장 이상적인 엉덩이라고 말했지만 우리의 경우에는 좀 다르다. 유전학적으로 다리가 짧은 우리나라 여성들은 다리가 길어 보이는 원형을 가장 선호한다. 엉덩이 둘레는 신장의 20~21 퍼센트, 가슴보다 약간 큰 정도가 가장 이상적이다. 엉덩이의 경우 가슴과의 비율, 허리둘레와의 비율 역시 중요한 고려 요소이다. 허리와 엉덩이가 0.7:1의 비율일 때 가장 매력적으로 느껴진다는 조사도 있었다.

미학적으로 아름다운 다리는 허벅지와 종아리를 포함한 다리의 비율이 전체 몸의 50퍼센트를 넘어야 한다. 대개 허벅지는 종아리보다 5퍼센트 정도 길다. 이때 무릎 이하의 길이가 허벅지의 길이보다 10퍼센트 이상 길면 늘씬하고 잘빠진 다리가 된다.

가장 아름다운 다리는 발뒤꿈치를 붙이고 똑바로 섰을 때 허벅지와 무릎, 종아리와 복사뼈 네 곳이 서로 맞닿아 있어야 하며 허벅지 안쪽과 무릎 위, 아래, 발목 사이에 약간의 틈이 있어야 한다. 이 부분이 서로 떨어져 있으면 O자형 다리에 가깝고, 붙어 있으면 X자형 다리에 가깝다. 물론 이런 기본적인 조건들은 부모로부터 물려받은 유전적인 영향이 크게 작용한다.

산업자원부 산하 기술표준원이 밝힌 '한국인 체형정보'에 따르면 한국 여성의 다리 길이는 1977년 70센티미터에서 2000년 72.7센티미터로 길어졌다. 남성은 74센티미터에서 79.9센티미터로 늘었다. 한국인의 평균 체형이 커지면서 다리도 길어진 것이다. 그러나 만족이란 없는 것인지, 한 설문조사에서 '자신의 신체 중 가장 불만족스러운 부위'를 묻자 한국을 비롯한 아시아 여성들은 다리를 1위로 꼽았다. 동양인은 다리가 대체로 짧고 굵은 편이기 때문이다.

부모님이 물려주신 짧고 통통한 다리를 보완해서 어떻게든 더 길게 보이고 싶다면 바르게 걷는 습관을 가질 필요가 있다. 엉덩이가 처진 사람은 다리가 짧아 보인다. 엉덩이와 아랫배에 힘을 주고 허리를 곧게 펴고 걷는다면 다리가 길어지진 않아도 상당히 미끈해 보인다.

바람직한 체형은 몸의 비례와 평소의 자세, 걸음걸이 등을 종합적으로 고려하여 판단해야 한다. 일반적으로 지방이 없고 부분적으로도 지방이 축적되지 않았으며 근육이 대칭적으로 발달하였을 경우 정상적인 체형으로 판단한다. 키가 같아도 사람마다 몸통과 다리의 비율이 다를 수 있다. 어깨와 엉덩이의 너비, 그리고 몸통과 팔의 길이도 각양각색이다. 몸통과 하반신을 나누는 구분선이 몸의 정 중앙에 있으면 가장 이상적이라고 한다.

어깨는 쟀을 때 가장 넓은 곳을 어깨너비로 한다. 보통 어깨 너비의 평균은 신장의 25퍼센트, 가슴둘레는 57퍼센트, 보통 엉덩이의 평균적 너비는 21퍼센트의 비율이 이상적이다.

허리 너비는 몸통 중에서 가장 가는데 신장의 14퍼센트, 허리둘레는 39퍼센트를 차지한다. 목둘레, 구부린 팔의 둘레, 종아리 둘레는 모두

20퍼센트이다. 일반적으로 목의 둘레가 팔의 둘레보다 조금 크며 팔의 둘레가 종아리의 둘레보다 크지만 이 세 군데가 동일할 때도 있다.

결론적으로 가장 이상적인 가슴의 크기나 엉덩이의 크기에 관한 절대적인 수치는 존재하지 않는다. 자신의 신장 등을 충분히 고려한 이상적인 비율이 존재할 뿐이다.

요즘은 단순히 몸이 말랐다고 해서 예쁜 몸매로 치진 않는다. 건강하고 섹시함이 풍기는 매력적인 몸매를 아름답다고 여긴다. 신체의 각 부위별 치수와 몸무게의 많고 적음보다는 탄력있는 피부와 볼륨감 있는 몸매가 관건이다. 몸의 균형을 이루는 가슴과 엉덩이, 날씬한 허리가 조화롭게 어우러진 매력적인 몸매를 최고로 친다.

꾸준하고 체계적인 운동으로 단련된 남성의 탄탄한 복근과 가슴이 멋있듯, 여성 역시 약간의 근육이 있어 단단한 느낌을 주는 군살 없는 몸매가 예쁘다. 즉, 다시 말해 바람직한 체형이란 키가 작든 크든 들어갈 때 들어가고 나올 때 나오는 볼륨감 있고 균형 잡힌 몸매라 할 수 있겠다.

황금률에 근거한 착한 내 몸매 점수는?

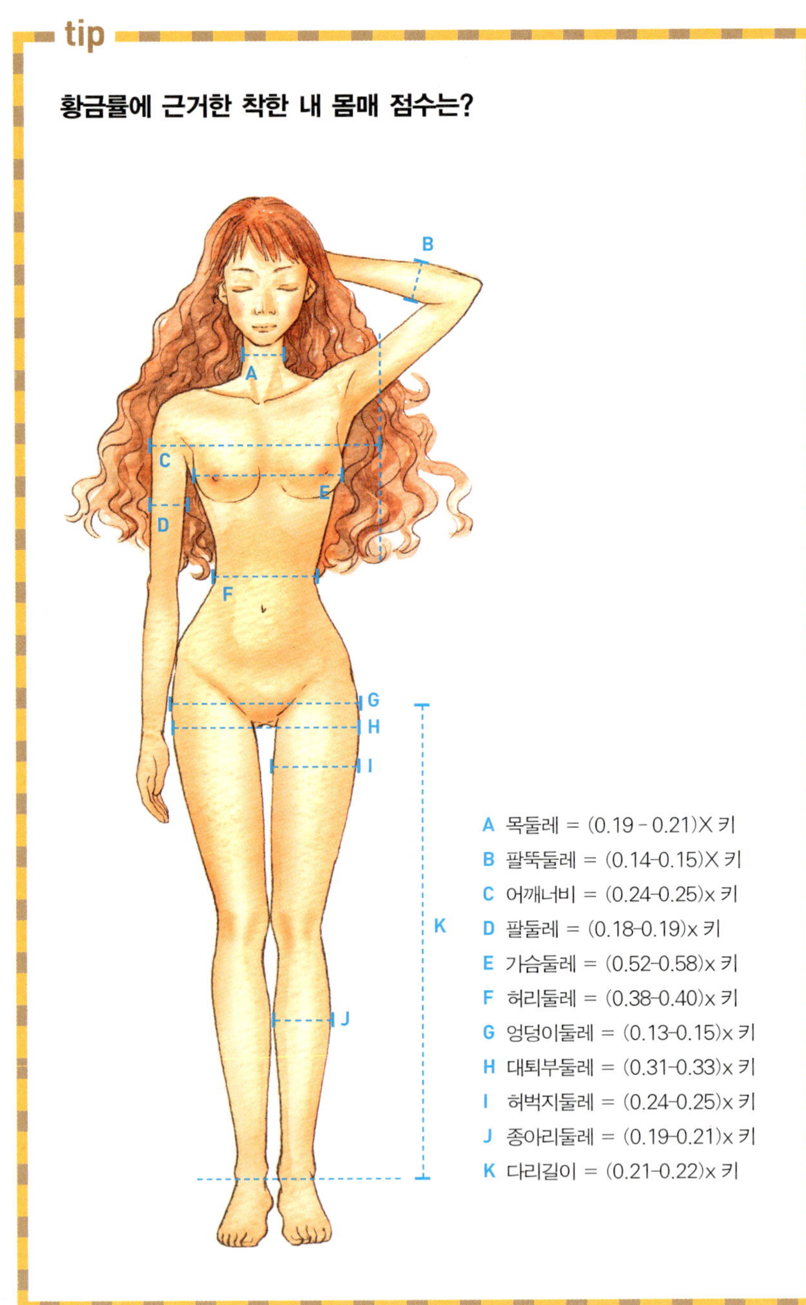

A 목둘레 = (0.19 - 0.21)X 키

B 팔뚝둘레 = (0.14-0.15)X 키

C 어깨너비 = (0.24-0.25)x 키

D 팔둘레 = (0.18-0.19)x 키

E 가슴둘레 = (0.52-0.58)x 키

F 허리둘레 = (0.38-0.40)x 키

G 엉덩이둘레 = (0.13-0.15)x 키

H 대퇴부둘레 = (0.31-0.33)x 키

I 허벅지둘레 = (0.24-0.25)x 키

J 종아리둘레 = (0.19-0.21)x 키

K 다리길이 = (0.21-0.22)x 키

: 몸매는 타고나는 것이 아니라 만들어지는 것

체형은 얼굴 생김새와 마찬가지로 선천적으로 타고나기 마련이다. 날씬한 체격에 큰 키와 긴 다리의 유전인자를 부모로부터 물려받은 사람이 있는가 하면 그렇지 못한 사람도 있다. 불과 얼마 전까지만 해도 짧고 튼실한 팔 다리, 통통한 몸매를 마치 숙명처럼 껴안고 살아가야만 했다. 체형은 바꿀 수 없는 것이라고 생각했기 때문이다.

그러나 사람들은 더 이상 자신에게 주어진 몸을 운명으로 받아들이지 않게 되었다. 비록 체형은 얼굴의 눈, 코, 입처럼 크기나 길이 혹은 모양을 완전히 바꿀 수는 없지만 최대한 예쁘게 만들 수 있다는 인식이 확산되었다. 살만 빼도 사람이 달라 보인다. 아니 실제로 사람이 달라진다. 건강을 좀먹는 비만을 해결하고 새 인생을 살게 된 사람들의 사례가 그 사실을 증명한다.

이 때문에 아침이든, 저녁이든 시간 날 때마다 운동을 하는 이들이 무척 많아졌다. 인라인스케이트, 자전거, 줄넘기와 훌라후프, 배드민턴 등 즐기는 운동도 다양하기만 하다. 헬스클럽에 다니며 규칙적으로, 혹은 개인 트레이너의 지도를 받으며 운동을 하기도 한다. 수많은 운동 관련 책자가 쏟아져 나오고 인터넷에서는 각종 정보들이 흘러 다닌다. 또한 몸짱 아줌마나 황신혜 씨 등 연예계 대표 미인늘의 건강과 나이어트 빙법을 표본삼아 따라하기도 한다. 그런데 처음엔 단순히 살만 빼겠다는 생각이었지만 다이어트를 하다 보면 점차 미용에까지 관심을 갖게 된다. 통자 허리, 코끼리 다리처럼 자신의 몸매 중 특히 취약한 부분마저도 노력 여하에 따라 얼마든지 날씬하고 보기 좋게 탈바꿈할 수 있다는 사실을 깨닫는다. 몸에서 지방이 빠져나간 틈을 지능적인 운동과 건강한 식단으로 좀더 매력적인 몸매로 만들고자 하는 것이다.

최근 할리우드에서는 엉덩이가 예쁜 연예인을 뽑은 적이 있다. 각종 전문가들이 모여 심사했는데, 가수 겸 배우인 제시카 심슨과 제시카 알바가 '최고의 엉덩이 미인'으로 뽑혔다.

제시카 심슨은 한때 밋밋한 엉덩이를 가졌던 것으로 평가받았는데, 끈질긴 노력 끝에 근사하고 멋진 엉덩이를 갖게 되었다. 그녀의 비결은 꾸준한 운동으로, 매일 한 시간이 넘는 트레이닝을 통해 근육량을 늘린 결과 환상의 엉덩이를 만들었다.

제시카 알바 역시 하루도 운동을 빼먹지 않는 노력파로 소문이 나 있다. 디저트나 빵도 절대 먹지 않는다고 하니 역대 최고의 엉덩이라는 찬사를 받는 할리우드 미녀들의 몸매만들기는 눈물겨운 고행의 길임이 틀림없다.

또 다른 엉덩이 미인은 인기 힙합그룹 '블랙 아이드 피스'의 여성 보컬 퍼기이다. 그녀의 비결 역시 운동이었는데 근육이 튀어나오지 않으면서도 엉덩이와 무릎, 장딴지 근육이 예쁘게 발달해 눈길을 끌었다. 그러한 라인업을 통해 다리가 길어 보이는 부수적인 효과까지 얻었다.

데미무어(48세), 사라 제시카 파커(45세), 니콜 키드먼(43세), 줄리아 로버츠(43세), 할리 베리(42세) 등도 20대 못지않은 몸매를 유지하고 있는 것으로 유명하다. 철저한 자기 관리와 끊임없는 노력이 그녀들의 몸매 유지의 비결임은 말할 것도 없다.

하지만 때로는 운동과 식이요법 등 모든 방법을 동원해도 원하는 만큼의 효과를 보지 못한 사람들은 의학의 힘을 빌리기도 한다.

특히 데미무어는 48세라는 나이가 믿어지지 않는 탄력있는 몸매를 유지하고 있는데, 아마도 그녀는 현대 의학의 수혜를 가장 많이 받은 여배우 중 한 명일 것이다. 16세 연하의 할리우드 스타 애쉬톤 커쳐와 살고 있는 데미무어는 50만 달러라는 천문학적인 돈을 들여 배와 등, 허벅지의 살을 분해해 제거했다. 또 처진 가슴과 엉덩이, 무릎과 손의 주름까지도 팽팽하게 당기는 등 전신에 걸쳐 성형을 했다. 그녀 덕분에 다소 생소했던 '무릎 성형'도 덩달아 유명해졌다.

무릎 성형은 정확하게는 늘어진 무릎 살을 탱탱하게 만드는 무릎 리프팅 수술을 말한다. 리프팅이란 늘어진 피부를 제거해서 팽팽하게 만드는 수술방법으로 얼굴 피부가 늘어져 생기는 주름을 제거하는 안면 거상술이나 늘어진 복부의 피부를 제거해 날씬한 허리 라인으로 만드는 복부 성형술이 모두 리프팅 수술에 해당한다.

데미무어는 몸 전체를 탈바꿈하는 데 우리 돈으로 약 4억원이라는 거금을 투자했다. 그러나 그녀는 현재 제2의 전성기라는 평가를 받으며 영화 한 편 당 110억원 이상의 수입을 올리고 있으니 어마어마하게 남는 투자를 한 셈이다.

이와 관련하여 미국의 심리학자 제니 휴렌트는 '배우나 가수가 되는 것은 자기 스스로가 사업체가 되는 것이다'라며 '할리우드에선 눈에 보이는 것이 하는 일에 지대한 영향을 끼친다. 당신이 갖고 있는 공장이 무너질 것 같으면 건축업자를 불러서 다시 짓고 고쳐야 하지 않는가'라고 말했다. 우리는 타인의 시선이 나를 관찰하고 평가하는 시대, 남의 인정과 평가가 더 중요한 세상 속에서 이미 살고 있다.

만족할만한 몸매는 거저 얻어지지 않지만, 한 번 얻어졌다고 해도 지속적으로 유지, 관리하는 노력이 뒤따라야한다. 그렇지 않으며 언제라도 곧 이전의 상태로 돌아갈 수밖에 없다. 노력한 만큼 더 섹시해지고 당당해지는 것이 우리의 몸이기 때문이다.

오늘날의 여성들은 타고난 외모에 만족하지 않고 스스로 아름다움을 만들어간다고 할 수 있다. 아름다움이란 노력과 시간, 돈이 쌓아놓은 공든 탑과도 같다. 꾸준한 운동과 지속적인 식이요법, 그리고 의학의 힘이 있기에 이젠 몸매는 타고나는 것이 아닌 만들어지는 것이라고 말하는 것이다.

---

tip

연령대별 선호하는 몸매 유형

연령대별로 좋아하는 이상형이 다르듯 선호하는 몸매 유형도 각기 다르다. 10대의 여성은 팔 다리 길고 무조건 마른 바비인형 스타일의 몸매를 선호하는 반면, 이성을 알게 되어 좀더 성숙해진 20대는 몸매의 굴곡이 확실한 볼륨 형을 원한다. 다음의 내용은, 지극히 주관적인 분석이지만 그동안 많은 상담을 통해 얻은 사실들이다.

바비인형을 꿈꾸는 10대 : 무조건 마르고 긴 게 좋아요

신체 발육과 더불어 여성으로서의 몸매가 갖춰지는 10대 소녀들은 무조건 마르고 긴 체형을 선호한다. 현실 속에 존재하지 않는, 마치 만화 속 여자 주인공마냥 나오고 들어간 데 없이 바짝 마른 몸매에 뾰족한 얼굴, 그리고 성냥개비 같은 팔과 다리를 가진 몸매를 부러워하고 실제 병원에 와서도 그렇게 해달라고 요구하기도 한다. 굳이 주변에서 찾는다면 바비인형의 몸매가 그녀들의 바람과 근접하지 않을까?

나도 이효리 씨처럼…20대 : 섹시한 볼륨 몸매 안 될까요?

갓 피어나는 5월의 장미처럼 여성으로서 가장 아름다운 시기인 20대는 이성을 알게 되고 육체적 접촉을 시작하며 그들을 의식한 몸매를 원한다. S라인의 여성적이

고 섹시한 몸매로 한껏 자신을 과시하고 싶어 하는데 특히 탱탱한 가슴과 탄력있게
올라붙은 엉덩이, 그리고 그 둘을 조화롭게 양분하는 가는 허리선은 20대 여성들이
가장 신경쓰고 또 원하는 것이다.

탱탱함을 다시 찾고 싶은 30,40대 : 내 피부 탄력은 어디로?
30, 40대 여성들에게 외모상 가장 큰 고민은 출산과 노화로 인해 탄력을 잃은 피부
이다. 얼굴 살은 물론이고 가슴, 목, 팔, 엉덩이, 다리 등 젊은 시절의 탱탱함이 사
라지기 시작해, 만유인력의 법칙대로 하강하여 노화를 확연히 느끼기 때문이다. 그
래서 세월의 흐름을 조금이라도 늦추고자 피부 탄력과 잡티 관리 등에 지출을 해보
지만 쉽진 않다. 아기같이 맑고 탱탱한 얼굴 그리고 군살 없이 매끈한 피부는 이 나
이 때의 여성들이 가장 원하는 몸매 유형이다.

갱년기 이후의 체중증가가 두려운 50대 이상 : 내 뱃살만이라도 빼주세요.
스무 살의 날씬한 몸매에 대한 기억은 지금도 생생한데 현실은 하루가 다르게 군살
과 체중이 늘어 걱정이 많다. 갱년기와 더불어 여성호르몬이 감소되어 살이 찌는 시
기로 특히 쉽게 빠지지도 않는 복부지방으로 인해 성인병을 앓기도 한다. 이젠 S라
인 몸매까지는 바라지 않는다. 그저 겹겹이 쌓인 불룩한 뱃살만이라도 없어졌으면
하고 바랄 뿐이다.

군살까지 남자다움으로 여기는 남성들 : 그래도 뱃살은 싫은데요.
팔과 등, 그리고 다리에 붙은 것이 근육이 아니라 살이 분명한데도 남성들은 그런
살집 두둑한 자신의 모습을 남성다움으로 착각하는 경우가 많았다. 하지만 요즘 계
속되는 몸짱 열풍으로 많은 남성들이 탤런트 소지섭 씨나 가수 비 씨처럼 군살 없이
단단한 근육을 만들기 위해 운동을 하고 더러는 병원을 찾기도 한다. 중년 이후의
남성들은 한 번 나오면 좀처럼 들어가지 않고 복부 비만을 해결하기 위해 지방흡입
수술을 받는 편이다.

03 연예인, 그들이 가진 매력과 콤플렉스

몸을 잘 가꾸고 관리하는 계층은 바로 연예인이다. 그들의 노력은 치열한 경쟁에서 살아남고 대중의 관심과 사랑을 받기 위한 처절한 발버둥에 가깝다.

누구나 인정하듯 한 번 뜨기도 어렵고 인기를 유지하기도 힘이 드는 연예계에서 계속해서 활동을 해오고 있는 그들에게는 철저한 자기 관리를 비롯해 존경할만한 점이 분명 있다. 대중 앞에 선보이는 상품이기도 한 그들의 몸을 통해 우리가 어떤 점을 배우고 따라야 하는지 또 그들의 자기 관리법에 틀린 점은 무엇이고 어떻게 개선하는 것이 좋은지 지적해보고자 한다.

건강하면서 털털한 성격과 거부할 수 없는 섹시 콘셉트로 중무장한 S라인의 원조 이효리 씨. 1998년 스무 살 앳된 나이에 소녀그룹 핑클로 데뷔, 2003년 솔로로 독립하며 성숙하면서도 섹시한 여인으로 변신을 꾀한 그녀는 자기 몸매의 장점인 라인을 이용한 춤동작으로 시선을 끄는 데 성공하여 현재 가수로서 그리고 광고모델로서 최고 인기를 누리고 있다.

올해 서른 살이 되었지만 나이를 무색하게 하는 그녀의 탄력있고 아름다운 몸매엔 언제나 섹시라는 수식어가 따라다닌다. 그녀로 인해 우리나라 전역에 S라인 열풍이 불기 시작했고, 모든 여성들이 자기 몸매를 다시금 돌아보며 선망의 S라인을 꿈꾸기 시작했다.

조각 같은 가슴과 단단한 복근, 그리고 잘록한 허리와 이어진 탄력이 느껴지는 힙은 그야말로 축복받은 S라인 몸매임에 틀림없다. 그런 그녀의 몸매 라인을 더욱 살려 주는 곳이 있으니 바로 잘록한 허리이다. 실제로 허리가 가늘면 가슴과 엉덩이가 더욱 강조되고 더 커 보이는 건 당연하다.

만약 가슴이 빈약하거나 엉덩이가 밋밋한 사람은 그 부분을 키우는 것보다 허리를 가늘게 하는 것이 효과적이다. 훌라후프와 같은 옆구리 운동을 꾸준히 하거나 지방흡입을 통해 빠르고 간편하게 허리선을 만들 수도 있다. 길지 않은 팔과 다리의 단점을 의상과 액세서리로 보완하는 센스도 그녀가 지닌 매력이라고 하겠다.

: 현영   운동으로 다져진 몸매에서 느껴지는 생동감

처음엔 콧소리로 비호감 축에 들었지만 지금은 오히려 솔직하고 호탕한 모습이 사람들에게 호감을 주어 광고 모델로 주가를 올리고 있는 현영 씨. 그녀의 매력은 1997년 슈퍼엘리트 모델대회에서 입상한 슈퍼 모델 출신답게 34-24-34의 몸매를 꼽을 수 있다. 하루도 운동을 빼먹지 않으며 스노보드, 윈드서핑, 등산, 헬스 등 운동이라면 종류를 가리지 않고 즐기는데 그 중 에어로빅은 강사 자격증을 가지고 있을 정도로 열심이라고 한다.

그래서 그녀는 늘 생동감 있어 보이고 건강미가 넘친다. 운동을 하면 피부 탄력도 좋아지게 된다. 그건 바로 운동을 하면서 생성되는 근육이 피부를 펴 주기 때문이다. 피부 자체의 탄력 성분이 변화되지는 않지만, 피부를 늘려 주어 피부 처짐의 현상을 막아 주기 때문이다.

실제로 상담을 하다 보면, 살은 빠지는데 피부 탄력이 줄어든다는 이야기를 많이 듣곤 한다. 이는 음식 조절만 하고 운동을 하지 않는 환자에게 많이 생기는 현상이다. 물론 지방흡입이나, 엔디야그 레이저 지방 융해술 등 피부 탄력을 호전시키는 시술도 있지만, 건강하고 탄력있는 피부를 위해선 무엇보다 운동량을 늘여서 근육을 만드는 것이 좋겠다.

: 린제이 로한   말썽은 자주, 그러나 몸매 관리는 철저한 그녀

1986년생으로 네 살 때인 1989년 포드자동차 광고 모델로 데뷔한 린제이 로한은 우리나라에도 널리 알려진 영화배우이자 광고 모델이다. 2005년 제14회 M-TV영화제 여우주연상 수상을 비롯하여 2005년 《피플》지 선정 가장 아름다운 50인에 뽑히기도 했으며 최근에는 제시카 알바를 제치고 최고의 섹시한 여자로 《맥심》지에서 선정되기도 했다.

그런 그녀를 더욱 유명하게 만드는 건 할리우드의 말썽꾸러기로, 남성 편력, 레즈비언, 마약 중독자, 노출증 환자, 자살 시도, 파티광 등으로 세계 언론에 쉴새없이 오르내리기 때문이다.

한때 풍만한 몸매를 과시했던 린제이 로한은 불과 몇 개월 사이에 무려 14킬로그램의 감량으로 스타일리시한 모습으로 바뀌었는데 마치 거식증 환자처럼 보이기까지 했다. 그녀의 체중 조절 비법은 과일이나 야채를 통해서만 탄수화물을 흡수하고 설탕과 버터가 많이 첨가된 빵과 도넛은 일체 먹지 않는 저탄수화물 다이어트였다. 특히 부족한 영양분을 섭취하고 허전한 입맛을 달래기 위해 회와 김치를 먹었다고 해서 우리의 이목을 끌었는데 어찌됐든 그녀는 각고의 노력으로 꿈의 44사이즈로 변신하는 데 성공했다.

전문가 입장에서 본다면 린제이 로한은 연예인치곤 복부지방이 많은 편에 속한다. 노출증 환자라는 애기까지 들을 정도로 노출을 일삼지만 그녀의 뱃살은 인터넷을 통해 전 세계인들의 입방아에 오르내릴 만큼, 요즘 흔히 쓰는 속된 표현으로 굴욕적이다. 아마도 과거 통통한 시절에 있었던 지방의 일부인 듯하다. 허벅지와 팔 부위 역시 근육이 발달해 있지 않은 것으로 보아 운동보다는 다이어트로 체형 유지를 하는 것 같다. 린제이 로한처럼 골격이 가는 체형은 젊은 시절엔 어느 정도 몸에 지방이 있어도 날씬해 보이지만 나이가 들면 애기가 달라진다. 피부 탄력이

떨어지면서 살이 늘어져 보이기 때문에 지금부터라도 꾸준히 운동을
생활화해야 한다.

: 케이트 모스 체중을 늘린 뒤 필요한 부분의 군살 제거는 어떨지

얼마 전 유럽에서 너무 마른 모델은 활동을 하지 못하도록 조치를 내린
다는 신문기사를 본 적이 있다. 아마도 마른 모델의 활동 금지 조치 1순위
가 케이트 모스가 되지 않을까? 키 170센티미터, 몸무게 47킬로그램으
로 그녀의 체질량 지수는 16.2이다{47÷(1.7×1.7)=16.2}. 저체중의 기
준으로 삼는 BMI(체질량 지수) 18에도 한참 모자라 마른 모델 퇴출 1순
위에 오르는 것도 무리가 아니다.

그럼에도 불구하고 그녀는 소녀 같은 순수함과 여인의 관능미를 함께
지닌 묘한 매력을 발산하며 캘빈 클라인의 속옷 광고 모델로 스타 반열
에 올랐다. 이후로도 활발한 활동으로 2006년 남성잡지《FHM》이 뽑은
'톱스타다운 영국 여배우' 3위에 올랐고, 2006년 영국 패션 어워즈 선정
올해의 모델로 뽑히기도 했다.

실제 모델계에서 마른 몸매를 원하고 또 모델들조차 마른 것을 선호하
는 경향이 있다. 마른 모델이 워킹하는 모습을 보면 옷 맵시가 나고 화려
해 보이지만 몸이란 남에게 보여지기보단 먼저 자신을 위해 존재한다는
것을 알아야한다. 건강을 위해서는 너무 마른 것보다는 우리 몸에 꼭 필
요한 호르몬의 주 구성요소인 지방이 어느 정도 있어야 한다는 사실을
케이트 모스가 깨달았으면 한다. 전체적으로 마른 것보다는 적당히 살

이 있는 상태에서 필요한 부분의 군살만 제거하는 것이 훨씬 몸매를 돋보이게 한다는 사실을 기억하자.

: 안젤리나 졸리 입술보다 더 남성의 시선을 사로잡는 그녀의 미끈하고 슬림한 팔

글래머러스한 몸매와 육감적 입술, 그리고 뇌쇄적 눈빛으로 미국 할리우드의 섹시아이콘으로 불리고 있는 안젤리나 졸리. 연약함이라든가 여자다움보다는 남자들과 당당히 맞대결을 펼치고 양손에 자동소총을 든 채 자유자제로 적을 제압하는 강한 이미지가 매력이기도 하다. 특히 그녀에게는 다른 여배우들과는 달리 힘이 느껴진다.

그렇다고 안젤리나 졸리가 근육질 몸매를 갖고 있는 것도 아니다. 팔을 찬찬히 보면 근육이 적당히 발달해 있으면서도 매끈하다. 피부가 늘어졌거나 셀룰라이트 같은 지방의 흔적도 보이지 않는다. 건강미가 넘치면서도 여성스러운 매끈함을 갖춘 이상적인 팔이라 할 수 있다.

팔 부위는 여성들이 가장 많이 시술을 원하는 곳이기도 하다. 그만큼 팔에 관한 미적 관심이 크다는 뜻인데 안젤리나 졸리의 건강하면서도 탄탄한 팔은 많은 여성들이 부러워하는 부위임에 틀림이 없다. 게다가 현재 기아 지역의 어린이를 입양해 키우는 엄마이자 브래드 피트의 아내로 안정된 결혼 생활을 이어나가고 있는 졸리는 그녀의 미끈하고 슬림한 팔뚝뿐 아니라 그녀의 모든 것이 이미 많은 여성들의 선망의 대상이다.

: 황신혜 세월을 거꾸로 살고 있는 영원한 몸짱 언니

얼마 전 다이어트 비디오를 출시해 화제가 된 적이 있는 배우 황신혜. 그녀의 비디오를 보면서 가장 놀라웠던 점은 40세가 훨씬 넘은 나이임에도 탄탄하게 관리된 놀라운 복근이었다. 물론 보디빌딩을 하는 사람처럼 뚜렷하지는 않지만 복직근의 세로선이 보일 정도로 단련된 몸을 40대에 갖기란 쉽지 않은 일이기 때문이다. 얼마나 철저하게 운동하고 얼마나 노력했는지 충분히 짐작이 가고도 남는다.

30대가 넘어서면 신체의 노화와 더불어 기본적으로 근육량이 줄어들게 된다. 한마디로 몸의 근육이 물렁살이 된다. 이러한 과정을 방치해두면 휴식시 신체가 소모하는 에너지인 기초대사량이 줄어들고 살이 찌기 쉬운 체질로 변하게 된다. 이것이 바로 나이가 들수록 조금만 먹어도 살이 찌는 이유이다.

한번 생긴 복부의 지방은 어지간해선 빠지지 않는다. 잘 알려져 있듯 뱃살은 성인병을 일으킨다. 나중에 불필요한 지방을 없애기 위해 부랴부랴 지방흡입을 해야 하는 상황에 이르지 않도록 평소 근력 운동을 꾸준히 해주어야 한다.

: 장윤주 길게 쭉쭉 뻗은 팔과 다리, 신이 주신 몸매

세계적인 모델들만 설 수 있다는 크리스챤 디올, 티파니, 카르티에, 루이뷔통, 구찌, 불가리, 마크 제이콥스 등의 패션쇼 무대에 올라, 당당히 인정받은 장윤주. 우리나라의 기존 모델들이 서구적 모습으로 변해가는 데 반해 장윤주의 얼굴은 지극히 한국적이다. 바로 이 점이 해외에서 매력으로 작용했다.

그녀의 몸매 역시 흠잡을 데 없다. 그만큼 완벽하다. 내가 가장 이상적인 몸매로 여기고 체형 시술시 목표로 삼는 체형이다. 굴곡 없이 길게 뻗은 팔 다리만으로 시원한 느낌을 준다. 게다가 이러한 팔 다리에 적당한 지방과 근육이 분포되어 미적으로도 아름다워서 정말 선택받은 자만이 가질 수 있는 것이라 하겠다. 키가 174센티미터로서 결코 큰 키가 아님에도 많이 커 보이는 이유는 바로 미끈한 종아리에 있다. 근육이 과도하지 않은 종아리가 안 그래도 긴 다리를 더욱 길어 보이게 하는 것이다.

여성들 중에 종아리 콤플렉스가 있는 이들이 의외로 많다. 스커트를 입고 싶어도 굵은 종아리 때문에 자신있게 입지 못한다. 선천적으로 다리가 짧은 경우도 있지만 우리와 같은 동양인들에게는 유독 굵은 종아리가 많고 대부분 근육이 발달해서이다. 이런 경우 체형성형 분야에서는 근육 축소술로 종아리 근육을 줄여서 다리를 미끈하고 더욱 길어 보이게 하고 있다.

: 고아라 아직은 어린, 그러나 앞으로가 더 기대되는 10대 미인

열네 살 때 성장 드라마를 통해 데뷔하여 현재 차세대 연기자이자 모델로 주목받고 있다. 그녀는 어린 나이답지 않은 성숙한 몸매로 각종 광고를 섭렵하며 신예스타로 떠오르고 있다. 한 음료 광고에서는 유연한 춤 동작과 함께 매력적인 S라인 몸매를 보여 주어 화제가 되기도 했는데 가늘고 긴 팔 다리, 작고 예쁜 얼굴은 10대들이 가장 부러워하는 요소이다.

한창 자라나는 10대 중후반의 여학생들은 셀룰라이트 생성이 활발하여 대개는 통통한 편이다. 이성에게 관심이 많고 외모에 신경쓰는 시기인지라 통통하거나 뚱뚱한 몸매는 공부 다음으로, 때론 공부보다 더 큰 고민거리이다. 이런 말이 위안이 될지 모르지만 사춘기 시절 뚱뚱한 체형 때문에 걱정이라면 성장기가 지나서 얼마든지 체형을 바꿀 수 있으므로 걱정하지 말라고 조언하고 싶다. 나 역시 학창 시절 무척 뚱뚱했었다. 하지만 지금은 보기 좋은 체형으로 바뀌었다. 성장기는 골격뿐 아니라 주요 장기들도 성장하는 시기이므로 원하는 몸매가 되기 위해 무리하게 다이어트를 하기보다 적당한 운동과 규칙적인 식습관으로 평생 건강의 기초를 다지는 것이 무엇보다 중요하다.

: 옥주현   체형 변화에 성공한 대표적인 건강 미인

소녀그룹 '핑클'로 데뷔하던 당시 멤버 중 가장 통통했던 얼굴과 몸매를 지녔던 그녀가 이제는 날씬한 몸매에 뛰어난 각선미를 자랑하며 건강미를 발산하고 있다. 가창력이 뛰어나면서도 통통한 이미지 때문에 대중들의 호불호가 나뉘던 그녀가 각고의 노력 끝에 건강하고 아름다운 몸매로의 변신에 성공했다. 그녀의 변화된 모습에 많은 여성들이 자신도 노력하면 아름답게 변화할 수 있다는 자신감을 갖게 되었다. 그녀의 멋진 변신에는 요가와 식이요법이 있었는데 한때는 '옥주현따라하기' 열풍이 불어 옥주현식 다이어트 방법과 요가가 유행하기도 했다.

실제로 살이 빠지면 다리가 길어 보이는 효과가 있다. 핑클 멤버 중 가장 키가 큰 데다 통통하기까지 해서 약간 둔해 보였는데 살이 빠진 후 옥주현 씨는 키가 훨씬 더 커보였다. 특히 다리 각선미는 많은 이들이 감탄해 할 만큼 시원스러워 보였다. 다리뿐 아니라 다른 부위 또한 마찬가지이다. 얼굴에 살이 많아 볼 살을 빼기 위해 병원을 찾아온 환자들 중에는 살을 조금 뺐는데 코가 높아진 것 같다며 좋아하는 경우가 있었다. 나 역시 학창시절 살이 쪘을 때 얼굴을 기억하던 사람들과 오래간만에 만나면 코 수술을 했냐는 얘길 듣곤 했다. 이 또한 얼굴 살이 빠져서 코가 높아 보인 것이다. 이 책을 읽고 있는 분 중에서 다리가 짧다고 고민하는 분이 있으면 일단 다리 살을 빼 보라고 권하고 싶다. 그러면 다리가 5센티미터정도는 길어 보일 것이다.

: 배용준 숨겨진 근육, 은근히 돋보이는 남성미

드라마 '겨울연가'를 통해 한없이 부드럽고 섬세한 모습을 보여 주며 우리나라는 물론 일본 여인들의 눈과 마음까지 사로잡은 배용준 씨. 무엇이 그를 한류 열풍의 포문을 연 주인공으로 만든 것일까? 얼굴만 보면 그저 다정한 소년, 현명한 청년 같은 그에게 터프함이나 야성미는 쉽게 보이지 않았다. 그 다정한 미소 속에 엄청난 근육질 몸매가 숨어 있으리라곤 생각지도 못했다. 하지만 한국과 일본, 아시아의 많은 여성들은 바로 배용준 씨의 자상한 미소와 그 너머에 있는 뜻밖의 조각 같은 남성다움을 발견하고는 감탄하고 열광했다.

여성들의 가슴을 설레게 한 그의 단단한 몸은 하루아침에 만들어지지 않았다. 노력하는 자만이 성공할 수 있듯이 오랜 시간 노력과 끈기로 일구어낸 결과물이다. 그렇다고 배용준의 조각 몸매를 꿈꾸며 근육 운동만 하게 될 경우 자칫 관절이나 근육의 손상을 가져올 수 있으니 주의해야 한다. 또한 지나친 운동은 노화를 촉진시키는 활성산소의 생성을 일으킬 수 있다는 주장이 있으므로 경계해야 할 것이다. 건강을 생각하여 자신에게 맞는 운동을 찾고 그에 따라 꾸준히 즐기듯 운동을 해나가야 할 것이다.

: 김아중   비만 탈출을 꿈꾸는 모든 여성들이 바라는 몸매

2006년 겨울, 여성들로 하여금 비만과 성형에 대해 새로운 인식을 심어준 영화가 있었다. 배우 김아중이 주연한 '미녀는 괴로워'이다. 보기 드물게 비만한 여성이 전신 성형을 통해 완전히 새로운 사람으로 재탄생해서 일과 사랑, 모두에서 성공한다는 이야기로 체형과 외모 때문에 고민하는 여성들의 공감을 얻어 흥행에도 성공했다. 나 역시 어렵게 체중을 변화시킨 경험이 있는데다 체형전문의가 등장한다기에 한 번 보았는데 무척 재미있어서 나중엔 세 번이나 보고 또 보았다.

나는 영화 속 주인공 한나의 마음을 누구보다도 이해한다. 비만과 콤플렉스로 인해 여성들이 얼마나 정신적, 육체적 고통을 겪고 있는지 병원을 찾아오는 수많은 여성들로부터 너무나 많이 들어왔기 때문이다. 한나가 어려운 상황에서 수술을 결정하듯 대다수의 내원하는 여성 환자들은 오랜 고민과 망설임 끝에 결국 수술을 결정한다. '정말 자신이 원하는 몸매를 갖게 될 수 있을까?' '잘못되면 어떡하나?' 의구심과 불안감 속에서도 그녀들은 실낱 같은 희망을 쥐고서 그렇게 어려운 결심을 하는 것이다. 그만큼 절박한 문제라는 반증도 될 것이다.

실제로 수술을 한 후, 환자들에게는 많은 변화가 생긴다. 이제껏 찾을래야 찾을 수 없고 만질래야 만질 수 없었던 허리가 생기고, 살집에 묻혀 있던 다리선도 길게 드러나고, 민소매 밖으로 당당하게 드러낼 수 있는 매끈한 팔도 갖게 된다. 대부분 만족해하는 모습을 보며 나 역시 흐뭇하다.

수술의 목표는 항상 같다. 매력적인 S라인이다. 하지만 그렇다고 누구나 같은 몸이 되는 것은 아니다. 골격과 근육의 상태도 중요하고 시술 후 환자 자신의 다이어트와 운동도 빼놓을 수 없다. 하지만 도전해 보자. 영화 속에만 있었던 한나의 변화가 나에게 현실로 다가올 테니….

: 한채영 바비인형 몸매, 살아 있는 곡선미

바비인형이란 애칭으로 불릴 만큼 길고 가는 팔과 다리에 볼륨 있는 가슴과 탄력있는 힙의 소유자인 한채영 씨. 그녀는 서양의 글래머 연예인과 견주어도 전혀 뒤지지 않는 서구형 몸매를 지니고 있다. 얼마 전 결혼으로 많은 남성들을 실망시킨 장본인이기도 하다.

개인적으론 한국에서 가장 비키니가 잘 어울리는 연예인이 아닐까 생각한다. 비키니가 몸매 노출이 가장 많은 옷이니만큼 가장 완벽한 몸매를 요구한다. 이러한 비키니 수영복 착용시 몸매가 아름다워 보이는 포인트는 바로 뱃살과 허리선에 있다.

비키니의 상하를 나누는 허리 라인이 두껍다거나 뱃살이나 옆구리 살이 늘어져 팬티에 걸쳐졌다면 차라리 입지 않는 편이 낫다. 뱃살은 별로 없지만 배의 피부 탄력이 떨어져 예쁘지 않아서, 혹은 임신과 출산을 거치며 생긴 튼살을 숨기기 위해 많은 여성들이 비키니를 멀리한다.

현대의 의술은 누구든 자신의 노력 여하에 따라 얼마든지 한채영의 몸매 라인을 가질 수 있게 한다. 늘어진 지방이나 튼살은 지방흡입과 레이저로 얼마든지 치료가 가능하다. 모자라거나 못마땅한 부위도 여러 가지 다양한 방법으로 개선할 수가 있다. 몸매가 예쁘지 않다고 감추거나 숨기며 살기에는 인생이 너무도 짧다.

유행 라인 따라잡기

인간의 몸에는 S라인 말고도 수많은 라인이 존재한다. 군살 없이 매끈한 등 라인을
나타내는 'Y라인', 남성의 가슴과 어깨 근육이 어우러지면서 만들어 내는 'M라
인', 갸름한 턱과 볼륨 있는 가슴을 의미하는 'V라인' 등 우리의 몸이 만드는 라인
을 소재로 기가 막히게 맞아 떨어지는 신조어들이 입소문을 타고 퍼지고 있다.
'라인(Line)'은 옷을 입었을 때 전체적으로 드러나는 실루엣, 맵시를 나타내는 말
이다. 최근 몸매에 대한 관심이 높아지면서 이들 라인이 유행처럼 만들어지고 있다.
시대에 맞는 감각을 지녔다면, 한번 도전해보자.

: S라인

엉덩이와 가슴이 만들어 내는 큰 굴곡이 아름다운 조화
를 이루면서 옆모습이 알파벳의 S자를 이루는 형태를
말한다. 허리둘레가 키의 40퍼센트 안팎이며, 엉덩이는
세로 폭이 가로 폭의 20~25퍼센트가 이상적이다. 크고
탄력있는 가슴, 처지거나 밋밋하지 않고 탱탱하게 올라
붙은 엉덩이가 가는 허리선으로 연결되어 매력적인 S라
인을 만드는데 이것은 요즘 젊은 여성들이 가장 선호하
는 라인이기도 하다.

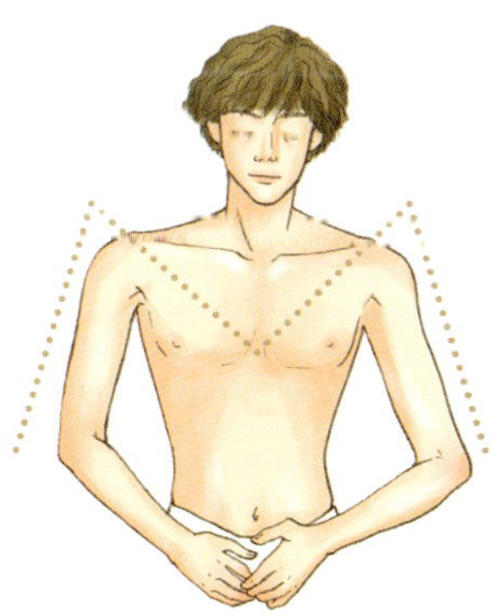

: M라인

여성들의 몸매가 곡선의 부드러움을 추구한
다면 남성들은 강인함을 과시하고자 하는
것이 특징이다. 과거에도 남성들은 팔뚝의
알통을 만들고 복부의 임금 왕(王)자를 만들
어 자신의 힘을 과시하곤 했다. 요즘은 소지
섭 씨나 권상우 씨, 비 씨 등 남자 연예인들

의 상체 노출로 알려지기 시작한 M라인 만들기가 각광을 받고 있다. M라인은 남성의 쇄골에서 어깨, 근육질 가슴을 이어 주는 선이 알파벳 M과 비슷한 데서 연유했다. 운동으로 다져진 넓고 탄탄한 가슴 근육과 어깨가 강인한 남성미의 상징이 되어 여성들의 시선을 끈다.

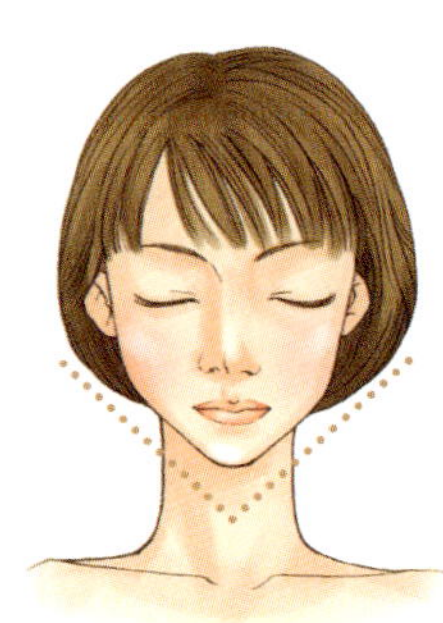

⋮ V라인

S라인과 M라인이 바디라인이라면 V라인은 얼굴에서 만들어지는 라인으로 특히 '얼짱' 이 갖춰야 할 필수 라인이기도 하다. 작고 갸름한 얼굴형과 날렵한 턱 선이 V라인을 이루어 서구적인 얼굴 분위기를 연출한다.

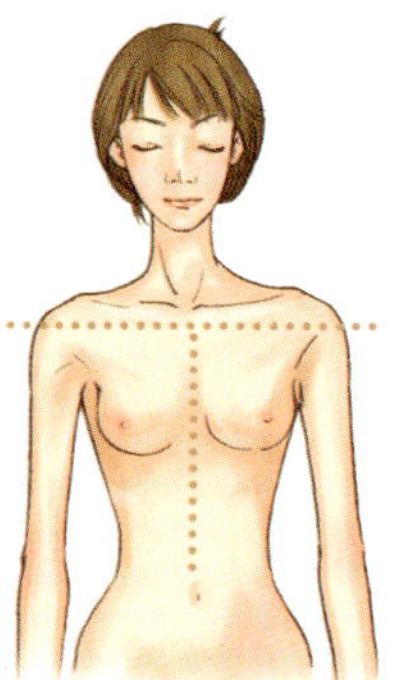

⋮ T라인

쇄골미인에 해당하는 라인이다. T라인은 목에서 어깨와 가슴을 타고 내려오는 부드러우면서도 강한 느낌의 곡선과 직선의 조화가 관건이다. 쇄골이 곧게 펴진 상태로 목선과 쇄골 주위에 불필요한 지방층이 없고 근육이 적당히 있어야 만들어지는 라인이다. M라인이 만들어지면서 자연스럽게 형성된다.

⋮ U라인

어깨 선에서 내려와 양 날개 뼈 라인에 이르러 허리까지 쭉 뻗은 등골을 말한다. 뒷태의 아름다움을 결정하는 요인이다. 불필요한 지방이 없어 매끈하면서도 탄력있는 등의 살과 양 어깨를 양분하며 드러난 척추 부분의 골이 잘록한 허리선을 통해 엉덩이선으로 연결된다. 특히 시상식에 참석하는 여배우들이 U자 모양의 등이 훤히 파인 드레스를 입었을 때 드러나는 라인이다. U라인은 등에서 허리, 엉덩이 부위로 넘어

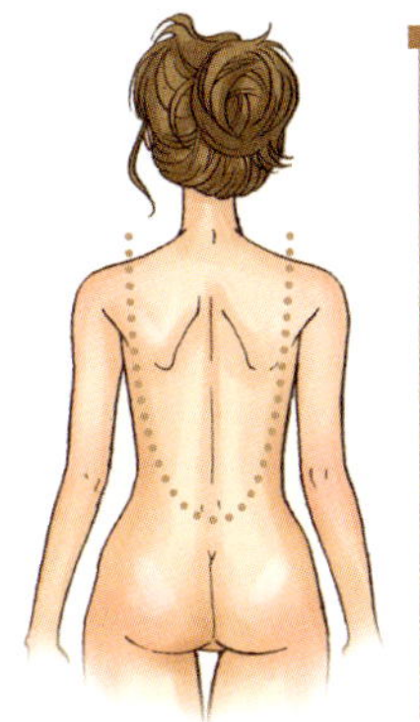

가면서 만들어지는 라인으로 볼록하고 탄력있는 엉덩이가 더욱 강조되어 보인다. 등은 살을 빼기 힘든 부위 중 하나로 운동이나 지방흡입 등을 통해 불필요한 군살을 제거하기도 한다.

：F라인

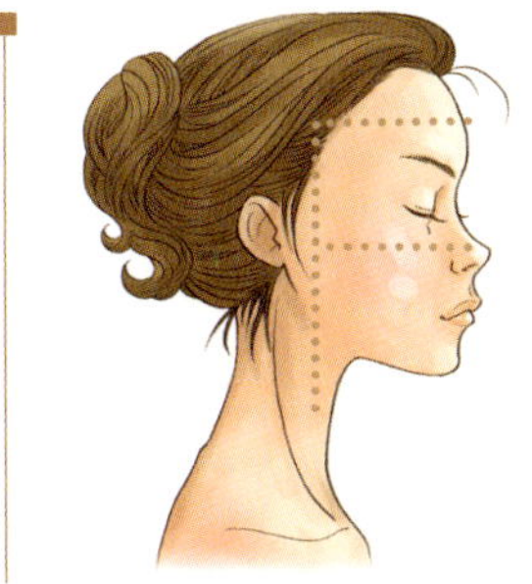

V라인과 마찬가지로 얼굴에서 만들어진 라인이다. 특히 옆모습의 아름다움을 표현하는 말이다. 봉긋한 이마, 오똑한 코, 적당히 들어간 입술이 알파벳의 F자와 같다하여 붙여졌다. 이마와 코가 알파벳 F의 가로 획에 해당한다. 탤런트 한가인 씨, 김태희 씨 등이 F라인의 대명사로 꼽히고 있다.

따라하면 안 되는 라인

：D라인

D라인은 생긴 모양 그대로 불룩 나온 배를 가리킨다. 복부 비만이 가장 많은 중년 남성의 배를 지칭하는데 50대 이후 여성들에게서도 많이 나타난다. 중년 남성의 D라인은 각종 성인병을 유발하여 건강을 위협할 수 있기에 D라인만큼은 절대 따라해서는 안 되겠다.

：H라인 또는 I라인

통나무, 일자 몸매라 하여 굴곡 하나 찾아보기 힘든 밋밋한 몸매를 뜻한다. 너무 말라서 퇴출 위기에 놓인 말라깽이 모델 등이 I라인 몸매에 속하며 H라인은 전체적으로 뚱뚱하여 몸통, 허리, 다리 구분이 없는 드럼통 몸매라고 말하기도 한다.

Chapter 02

결국 비만이란 단순히 체중의 문제가 아닌 체지방의 문제이다.
체중이 많고 적음에서 결정되는 것이 아니라
전체 체중에서 체지방이 차지하는 양에 따라 비만 정도가 매겨진다.
그러므로 체지방을 줄이는 것이 곧 비만 치료의 핵심이라 할 수 있다.

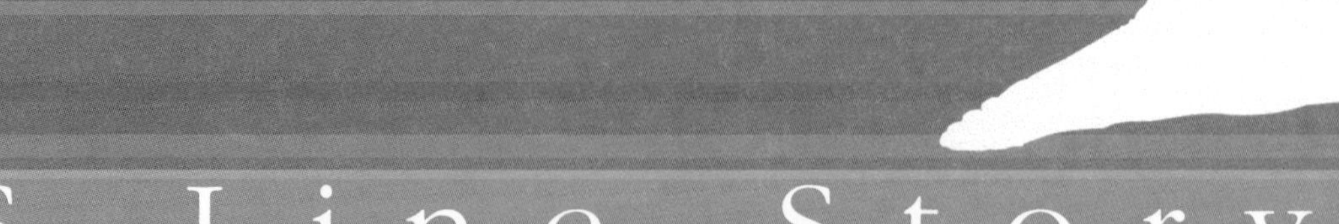

S - L i n e   S t o r y

비만, 리얼 스토리

Real Story

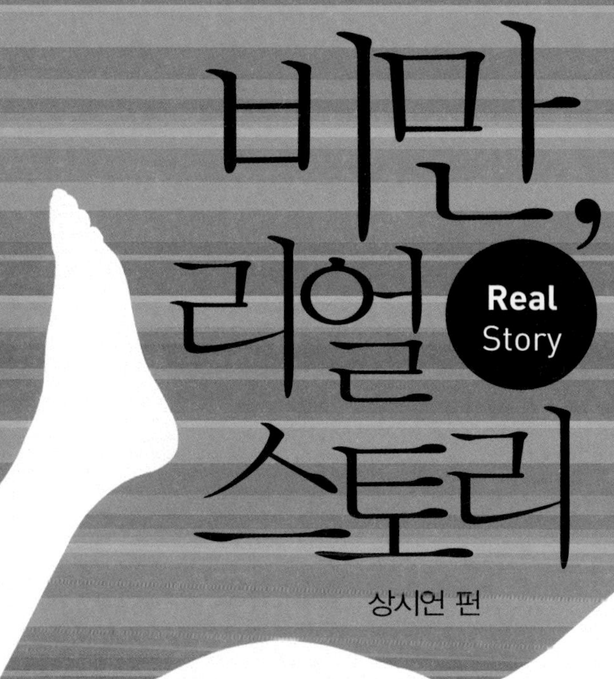

상시언 편

21세기 3차 대전,
비만과의 전쟁

: 세계는 지금 살과의 전쟁 중

많이 먹은 결과인가? 게으름의 대가인가? 아니면 유전적으로 결정된, 타고난 운명인가?

비만은 인간에게 정신적, 육체적 고통을 주는 것도 모자라 결국에는 인간을 병들게 하여 서서히 파멸에 이르게 하는 21세기의 대표적인 질병이다. 세계보건기구(WHO)는 2006년 9월 발표한 성명에서 2005년을 기준으로 전 세계의 15세 이상 인구 중 최소한 4억 명 이상이 비만이며 세계 65억 인구 중 약 12억에서 15억 가량이 과체중 인구로 추산되고 있다고 했다. 미국 노스캐롤라이나대의 베리 팝킨 교수도 2007년 8월 국제농업경제학회 연차총회에서 비만이 영양실조보다 더 빠른 속도로 퍼지고 있다고 경고했다.

실제로 패스트푸드의 천국인 미국의 경우, 성인의 65퍼센트가 과체중으로 분류되고, 비만에 속한 인구만도 50퍼센트에 달하고 있다. 비교적 뚱보 문제가 덜한 유럽의 경우는 미국의 수치보다는 낮은 20퍼센트에 머물지만 영국은 30퍼센트에 육박하고 있다.

아직 우리나라 성인의 비만 인구는 유럽이나, 미국 등에 비해 우려할 만한 수준은 아니다. 하지만 변화된 식습관과 삶의 양태에 따라 그 수가 계속 증가하는 추세라 마음을 놓을 수 있는 상황은 아니다. 국민건강보험공단과 대한비만학회가 공동으로 발표한 '한국인의 비만 특성에 관한 조사'에 따르면 20대의 경우 비만 인구는 1992년 8.1퍼센트에 불과했으나 2000년 32.3퍼센트로 4배나 증가했으며 30대 비만 인구도 같은 기간 18.8에서 35.1퍼센트로, 40대는 25.2에서 37.8퍼센트, 50세 이상은 26.1에서 36.6퍼센트로 증가했음을 알 수 있다.

주목할 점은 10대의 청소년 비만 인구에 있다. 질병관리본부와 대한소아과협회 공동연구 자료에 따르면 초등학생 남아의 경우 1998년 10.4에서 2005년 17.4퍼센트로, 여아의 경우 7.8에서 11.3퍼센트로 비만 청소년 또한 급격히 늘고 있음을 알 수 있다. 특히 계속 상승세인 소아비만 아동들이 성장할 경우 그대로 성인비만으로 넘어갈 확률이 높기 때문에 더욱 큰 위험성을 안고 있다. 이로 인해 전 세계는 생존을 긴 비만과의 치열한 전쟁에 돌입했다.

미국의 경우 적극적인 비만퇴치 운동을 벌여나가고 있다. 많은 주에서 비만을 '조용한 암살자'라고 하여 살빼기 캠페인을 벌이고 있고 뿐만 아니라 비만을 유도하는 품목에 한해 일종의 비만세라 하는 세금을 부가

하여 그 수입원으로 교육프로그램을 운영하고 있다. 유럽 53개국 각료들은 터키에서 세계 최초의 비만퇴치 헌장을 채택하여 적극적인 걷기대회에 나서기도 했다.

우리나라의 경우만 보더라도 비만으로 인한 사회·경제적 비용을 2조 1,691억 원으로 추정하고 있으며 이로 인해 비만 치료에 드는 비용도 매년 기하급수적으로 늘고 있는 실정이다. 작년 한해 과체중과 비만으로 소비된 비용은 여성의 경우 1년에 약 1조 2,313억 원이며 남성도 9,305억 원이나 된다. 통계에 잡히지 않는 비용까지 합친다면 상상을 초월한 금액이 산출된다.

이 같은 노력에도 불구하고 비만 인구의 증가세는 쉽사리 꺾일 줄을 모르고 있다. 먹거리의 부족과 다량의 노동, 그리고 문명의 혜택을 받지 못하던 과거와는 달리 편리해진 생활과 물질적 풍요가 인간을 자꾸 비만하게 만드는 것이다. 즉, 비만은 문명과 문화가 발전하면서 만들어낸 산물이라고 하겠다.

더욱이 의학의 발달로 고령화시대를 맞이한 지금, 21세기의 3차 대전이라고 할 수 있는 비만과의 전쟁은 넘어야 할 험난한 고지임에 틀림없다.

: 무엇이 나를 살찌게 하는가?

똑같이 먹는데도 뚱뚱한 사람이 있는가 하면 비쩍 마른 사람이 있다. 많이 섭취하니까 살이 찐다고 생각하기 쉽지만 이것만으로는 비만에 대한 모든 것이 설명되지 않는다. 실제로 먹고 싶은 것을 모두 먹는데도 살이 찌지 않는 사람이 있다. 비만한 사람들 중에는 마른 사람들보다 덜 먹는 경우도 많다.

이렇듯 많이 섭취한다고 해서 모두가 비만이 되는 것은 아니다. 또한 무조건 적게 먹는다고 해서 날씬한 몸매를 유지하는 것도 아니다. 비만은 인종이나, 성 등의 유전적 요인이나, 내분비 장애, 심리적 요인 등에 의해 유발되기도 한다. 그럼에도 비만의 가장 큰 원인은 '과도한 섭취'에 있다.

비만은 체내에 체지방이 과도하게 축적되는 것을 말한다. 몸에서 필요로 하는 열량보다 흡수하는 열량이 많기 때문에 일어나는 현상이다. 사용하고 남는 열량은 체내에서 지방이나 지방성 조직으로 저장되는데 이것이 몸의 군살, 즉 비만으로 이어지는 것이다.

지난해 하반기부터 영국 정부는 학교 급식이나 자동판매기에서 콜라, 감자튀김, 소시지, 햄버거 등을 제외시켰다. 프랑스는 음식점에서 판매하는 메뉴에 열량 표시를 의무화하는 방안을 추진 중이다. 또 미국에서는 현재 소비자단체들이 패스트푸드 업체에 대해 집단 소송을 벌이고 있다. 뉴욕시 같은 곳은 아예 트랜스지방을 사용하지 못하도록 했다. 국내에서도 모든 패스트푸드에 열량을 표시해야 한다는 목소리가 높아지고 있는 가운데, 올 하반기부터 모든 제품에 트랜스지방 힘유량을 표시하는 방안이 추진된다. 이처럼 전 세계가 고열량 음식에 대해 예민한 깃은 비만의 주범이 '과잉 칼로리' 란 분석 때문이다.

비만의 원인은 선천적으로 물려받은 유전적 요인도 작용하지만 대개는 식습관과 운동 등 생활 환경에서 비롯된 후천적 요인들로 인해 더 많이 발생한다. 풍부한 섭취와 점점 줄어드는 활동량, 바로 현대인을 비만

하게 만든 가장 큰 요인이다. 눈부신 경제 성장으로 과거에는 상상도 할 수 없었을 정도로 풍부한 음식을 섭취하게 된 반면, 인간을 편리하게 하는 각종 첨단기기의 발달로 활동량은 과거에 비해 엄청나게 줄었으니 몸이 뚱뚱해지는 건 당연한 결과가 아닐까.

만약 몸에 필요한 만큼의 음식만 섭취할 수 있도록 적절히 조절하는 능력, 혹은 섭취한 만큼 소비하거나 배출할 수 있는 능력이 인간에게 주어졌다면 비만은 없었을 것이다. 그러나 안타깝게도 인간에게 이런 능력은 주어지지 않았다.

그렇다면 비만의 정확한 원인은 무엇일까?

비만은 크게 단순성 비만과 2차성 비만, 다른 말로 증후성 비만으로 나뉠 수 있다. 단순성 비만은 열량 섭취와 열량 소모의 불균형으로 생긴 지방 축적을 말한다. 이 단순성 비만의 가장 큰 원인은 잘못된 식습관에서 찾을 수 있다. 과식과 폭식, 각종 인스턴트 음식과 군것질, 음주, 잘못된 단식, 다이어트 등이 비만을 유발한다. 우리의 지방세포는 끊임없이 영양분을 축적하려 하며 나름대로의 데이터를 작성한다. 지방세포는 여분의 칼로리를 보관하는 저장탱크로 외부에서 영양이 보충되지 않을 경우 이 지방을 에너지원으로 사용한다. 그러나 운동량은 그대로인데 과식, 폭식, 단식 등이 반복될 경우 지방세포는 계속해서 더 많은 양의 지방을 축적하려고 작동하게 된다.

성인의 체내 지방세포는 경우 평균 300~400억 개이다. 지방세포의 숫자는 유전적, 환경적인 요인에 의해 결정된다. 지방세포는 인간의 성장과 더불어 증가하게 되는데, 임신과 수유에 대비해야 하는 여성은 사춘기에 들어서면 더욱 크게 증가한다. 그래서 사춘기에 대부분의 여학생이 살이 찌는 것이다. 이후 지방세포의 수는 일정하게 유지되며 크기가 작아지거나 커지기만 할 뿐 세포 수가 없어지지는 않는다. 일반적으로 체중의 증감은 지방세포의 숫자가 아니라 지방세포의 크기에 의해 좌우되는 것이다.

단순성 비만을 유발시키는 또 다른 원인은 잘못된 생활 습관이다. 걷거나 움직이는 것을 싫어하고, 누워서 TV를 보는 등 잘못된 생활 습관에 빠질 경우 비만이 될 확률은 훨씬 높아진다.

2004년 산업자원부 기술표준원이 실시한 체질량 지수(BMI) 조사에 따르면 '중도비만' 또는 '과체중' 등급자가 점차적으로 늘어나고 있는 추세인데 특히 30대 이후 연령의 경우 뚜렷한 증가세를 보이고 있다. 특히 직장 생활이나 인간 관계 등의 이유로 지속적으로 음주를 하기 시작하는 30대에 비만 비율이 점점 늘어나는 것은 단순한 우연이 아니다.

알코올은 그램(g)당 7칼로리의 고열량을 지니고 있지만 당질, 단백질, 지방과 같은 영양소에 해당되지 않는다. 때문에 술만 섭취한다면 단백질 불균형으로 인해 오히려 체중이 줄 수도 있겠지만, 우리나라의 경우 술자리엔 항상 고단백, 고칼로리의 안주가 뒤따르기 때문에 오히려 비만을 불러온다. 술과 함께 섭취한 영양소가 알코올이 내는 열량으로 인해 분해되지 않고 지방으로 축적되는 것이다. 따라서 2차, 3차에 걸쳐 술자리를 갖고 귀가해 바로 잠자리에 들게 되면 안주로 섭취한 영양성분들이 고스란히 지방으로 축적된다고 봐야 한다.

또 비만은 유전과도 무관하지 않다. 부모가 모두 비만일 경우 자녀가 비만이 될 확률은 약 80퍼센트 정도이다. 부모 중 한쪽만 비만일 경우 약 50퍼센트이고 반면 정상체중을 유지한 부모의 자녀가 비만일 확률은 약 10퍼센트이다.

그리고 비만의 또 다른 중요한 원인 중의 하나는 스트레스이다. 《뉴잉글랜드 저널 오브 메디슨》 최신호에는 아주 특이한 연구발표가 게재되었다.

'똑같은 환경 속의 사람이어도 스트레스를 많이 받는 사람은 더 비만해지고 특히 복부 쪽에 비만이 생길 수 있는데 이는 스트레스 호르몬인 코티졸이 작용하는 수용체가 복부 쪽에 많이 몰려 있기 때문이다.'

전체적 비만은 아닌데 유독 배만 나온 사람이라면 혹시 스트레스를 너무 받고 사는 건 아닌지 한번쯤 생각해볼 일이다. 바쁘고 복잡한 세상을 살다보면 자연스레 스트레스를 받을 수밖에 없다. 비만 예방 차원에서도 각자 자기 나름대로의 스트레스 해소 방법을 찾을 필요가 있는 것이다.

그 외에 2차성 비만, 즉 증후성 비만은 질병의 한 증상으로 비만이 나타나는 것을 말한다. 이를테면 갑상선 기능 저하증, 부신피질 호르몬의 과다로 인한 쿠싱 증후군, 다낭성 난소 증후군 등의 경우가 대표적이다. 2차성 비만의 경우에는 원인이 되는 질환을 치료해야만 비만을 바로잡을 수 있기 때문에 질병에 대한 체크를 꼼꼼히 해야 한다.

특히 갑상선 기능 저하증 등은 출산을 전후해 급격히 진행되는 경우가 많으므로 출산 후 체중이 급격히 늘어나는 경우에는 이 질환을 의심해볼 필요가 있다. 또 호르몬제나 신경안정제 등을 장기간 복용할 경우에도 체중이 증가하는 증상이 나타날 수 있으므로 반드시 전문의의 진단을 받아야 한다.

'나만 왜 뚱뚱할까' 하고 고민하지 말고 우선 자신이 먹는 음식의 종류와 양을 따져보고 또 먹는 만큼 에너지를 소비하고 있는지 체크해보면 그 궁금증은 금방 풀릴 것이다. 그러고도 모르겠다면 부모님을 보면 된다. 설령 선천적으로 물려받은 숙명적 비만이라 하더라도 너무 걱정할 건 없다. 식이요법과 운동 등의 꾸준한 관리를 통해 얼마든지 비만에서 해방될 수 있고 의학적 도움을 받아 적극적 치료에 나서는 방법도 있기 때문이다.

지피지기면 백전백승이라 했다. 비만을 이기기 위해서는 먼저 비만에 대해 알고 비만의 원인이 되는 생활 습관이라든가 유전적 요인을 파악하여 더 이상 비만이 내 몸에 자리 잡지 못하도록 비만 예방, 비만 치료가 선행되어야 할 일이다.

: 체중 감량, 내 마음대로 되지 않는 이유

'나는 내 친구보다 항상 덜 먹는데 왜 살이 더 찌는 걸까?'

'날마다 운동을 아무리 열심히 해도 체중이 줄지 않는 이유는 무엇일까?'

'다이어트로 간신히 원하는 만큼 체중을 줄였더라도 원래대로 음식을 섭취하면 전보다 더 급격하게 살이 찌는 이유는 무엇 때문일까?'

다이어트를 하다 보면 누구나 가져 봤을 의문들이다. 실제로 내원하는 비만 환자들이 내게 자주하는 질문이기도 하다.

사람이 몸을 움직여 사용하는 에너지는 70퍼센트가 기초대사량이며 20퍼센트는 활동에너지, 그리고 10퍼센트가 음식을 섭취하면서 소모되는 에너지다. 기초대사량은 심장을 뛰게 하고 머리를 쓰고 호르몬을 만드는 등 사람이 생존하는 데 필요한 필수에너지다. 활동에너지는 운동 등 직접적인 활동에 소모되는 에너지이고, 음식물 섭취와 관련된 에너지는 음식물을 씹고 이동시키고 소화시키고 흡수하고 대사되는데 사용되는 에너지다. 음식을 많이 섭취하면서 활동으로 소모되는 에너지가 상대적으로 적으면 체지방이 생기게 되고 결국 비만으로 이어지게 된다.

사람 몸의 에너지는 저절로 생성되지도, 파괴되지 않으며 그저 변화할 뿐이다. 따라서 쓰고 남은 잉여 에너지는 반드시 장기의 내부에너지로 변환되는데 사람은 주로 지방으로 저장된다. 다시 말해 몸이 활동함으로써 쓰이는 에너지보다 섭취하는 에너지가 많으면 지방세포의 증식으로 체중의 증가가 일어나게 되는 것이다.

체중을 줄이는 것보다 불필요한 지방을 연소시키거나 제거하여 몸매를 아름답게 만드는 것이 중요하다. 무조건 몸무게만 줄이는 게 비만의 치료법은 아니다. 3~4킬로그램의 몸무게가 줄어든 것은 살이 빠진 것이 아니라 몸을 구성하는 요소 중 수분이 빠진 것이다. 인체는 근육과 수분, 골격, 지방 등으로 구성되어 있는데 음식 섭취를 줄이면 수분이 가장 먼저 빠져 나간다. 에너지는 지방의 형태로 저장되고 금방 쓸 수 있는 에너지는 포도당, 글리코겐 등으로 저장되는데 3~4킬로그램이 빠졌다 해도 수분이 빠진 것이므로 큰 의미가 없다. 불필요한 지방을 줄여 자신의 원래 체형을 갖는 게 중요하다.

사람의 몸은 체중의 변화를 최소화하려는 경향이 있다. 예를 들어 오늘 과식을 하여 체중을 재어보니 1킬로그램 늘었는데 다음날 또 과식을 하였다고 해도 결코 3킬로그램은 되지 않는다. 즉, 사람의 몸은 에너지 섭취가 증가하면 몸은 체중을 줄이려는 작용을 시작한다. 기초대사량도 증가하여 섭취한 에너지를 소모시키는 방향으로 가고 반대로 에너지 섭취를 제한하면 기초대사량을 줄여서 에너지 소비를 최소화하는 방식이다.

그래서 다이어트 초기에 체중 감소가 순조롭게 이루어지다가 정체되는 이유는 사람 몸이 생리적으로 체중감소를 억제하려는 현상을 보이는 것이다. 즉, 음식물을 일정하게 섭취하고 운동량을 늘리면 에너지 균형이 깨져서 처음엔 체중이 줄다가 일정 기간이 끝나면 늘어난 운동 에너지만큼 기초대사량이 줄어들면서 전체 사람 몸에 사용되는 에너지에 변화가 없어지기 때문이다.

어떤 사람이 극적인 다이어트를 시도해서 체중이 감소했을 때 체지방(지방이 아닌 근육, 뼈 등 몸의 구성 성분)이 50퍼센트 이상 소실되면 체중이 다시 증가했을 때 소실된 체지방이 먼저 증가하는 것이 아니라 지방이 훨씬 더 늘어남으로 체중은 다이어트 이전보다 더 많이 늘어나게 된다.

그리고 뚱뚱할수록 더 쉽게 체중이 늘어난다. 섭취하는 에너지를 조금만 증가시켰을 뿐인데 체중이 느는 이유는 소량의 에너지가 늘고 빠짐은 뇌에서 감지하지 못하기 때문이다.

그러나 운동을 아무리 해도 살이 빠지지 않는 사람은 부모에게서 물려받은 유전자의 탓이다. FTO유전자 변이가 있는 사람은 그렇지 않은 사람보다 비만하다는 연구 결과가 나왔다.

또 나이가 들면서 소식을 하고 일정한 활동을 꾸준히 유지해도 체중이 조금씩 늘어나기도 한다. 그 이유는 섭취하는 에너지는 일정해도 나이가 들면서 근육량이 줄어듦과 동시에 몸에서 사용하는 에너지양이 줄어들기 때문에 일명 나잇살이 붙게 된다.

그리고 뚱뚱한 사람이 마른 사람들보다 더 많이 음식을 섭취한다고 생각되지만 일반적으로 마른 사람과 비슷하거나 오히려 더 적게 먹는 경우도 있다.

빨리 몸무게를 줄이려 무리하게 다이어트를 하고 힘든 운동을 시작하기에 앞서 먼저 비만의 원인을 찾고 또 우리 몸의 원리에 대해 이해한다면 비만을 치료하고 몸을 관리하는 데 도움이 될 거라 생각한다. 또한 전문의의 도움을 받아 적절한 처방을 받고 해결책을 찾는 것도 좋은 방법이다.

: 몸이 보내는 위험 경고

비만인 사람들은 정상체중인 사람들에 비해 좀더 이른 나이에, 더 자주, 더욱 심각하게 각종 성인병을 앓게 된다. 당뇨병, 고혈압, 심혈관계 질환, 관절염, 담석증 등의 발생률이 현저히 높다. 뿐만 아니라 이들 질병을 치료하기 위한 수술이나 약물 처치 등에 있어서도 정상체중인 사람들에 비해 장애 요인이 많아 결국 안타깝게도 죽음에 이르기도 한다.

이외에도 소화기, 호흡기 질환, 관절염 등 뼈 질환, 그리고 발기부전 등도 비만과 직·간접적으로 관계가 있는 것으로 알려지고 있으며 최근엔 대장암, 식도암, 유방암, 신장암, 자궁내막암 등 각종 암의 발병에도 영향을 미친다는 연구결과가 발표되고 있다.

이처럼 현대사회에서 발생하고 있는 모든 질병, 특히 사망 원인에 치명적으로 작용하는 성인병의 기저에는 비만이라는 거대한 근원이 자리잡고 있는 것이다. 성인병들은 그저 조금 드러나 보이는 빙산의 일각일 뿐이다.

비만은 평생 조절해야 하는 만성 질환으로 살을 빼야 한다는 데는 이

론의 여지가 없다. 또 인위적 조절이 힘들기 때문에 비만 자체를 질환으로 봐야 한다는 것이 의료계의 견해다. 비만인의 질환 위험도는 당뇨병이 2배, 고혈압은 1.5배에 달한다. 체질량 지수(BMI) 40이상인 고도비만인 경우는 그 치수가 급격히 증가하여 위험 정도가 각각 5배, 2.5배에 달한다. 비만은 호르몬 분비에도 영향을 끼쳐 여드름과 같은 피부 질환을 일으키며 암 발생률도 높다는 연구보고도 발표되었다.

비만은 가장 위험한 질병이다. 현대사회에서 비만이 질병으로 분류되는 이유는 비만 자체만의 문제라기보다는 비만으로 인한 각종 합병증 때문이라는 것이 더 정확하다. 비만의 위험성에 대한 인식은 확산되고 있지만 실제로 비만을 정확하게 인식하고 치료를 받는 경우는 많지 않다. 여전히 비만을 질환이 아니라, 운동과 식사 조절만 잘하면 해결될 수 있는 현상이라고 생각하는 경향이 강하다. 단순히 남보다 살이 좀더 찐 것뿐이라고 대수롭지 않게 넘기는 것이다.

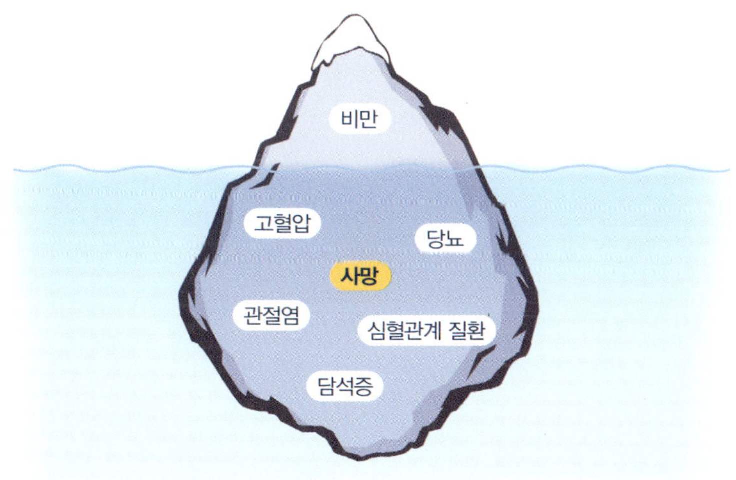

비만은 흡연처럼 각종 질환의 원인이 되고, 서서히 우리의 몸을 망치고 있다. 미국의 경우 비만으로 인한 사망이 지난 10년간 33퍼센트나 증가했으며, 조만간 담배로 인한 사망을 추월하게 될 것이라고 미 보건당국이 발표하고 있다. 비만, 즉 허리사이즈가 늘어나는 만큼 평균수명은 줄어들게 되는 것이다.

소아비만의 심각성은 더욱 높다. 소아비만이 되면 성장호르몬이 제 역할을 하지 못해 결국 성장 부진을 유발하고 성 조숙증의 원인을 일으킨다. 증가한 체지방이 성호르몬 분비를 촉진시켜 2차 성징이 일찍 나타나고 동시에 뼈의 성장판이 일찍 닫혀 키가 자라지 못하는 경우도 있다. 게다가 소아비만의 약 68퍼센트는 성인비만으로까지 이어진다.

노인의 경우도 마찬가지다. 영국의 알츠하이머 협회에 따르면 60대 이상에서 비만이 있는 경우 70대에는 알츠하이머의 발병률이 두 배 이상 높아진다고 한다. 결국 비만이 치료되고 정복되어야만 성인병 치료가 가능하다는 결론이다. 비만은 이제 비만 치료 전문가와 보건 당국, 시민 단체 등이 힘을 합쳐 치료해야 하는 질병임을 인식하고 국민의 건강 증진을 위해 예방과 치료에 적극적으로 나서야 한다.

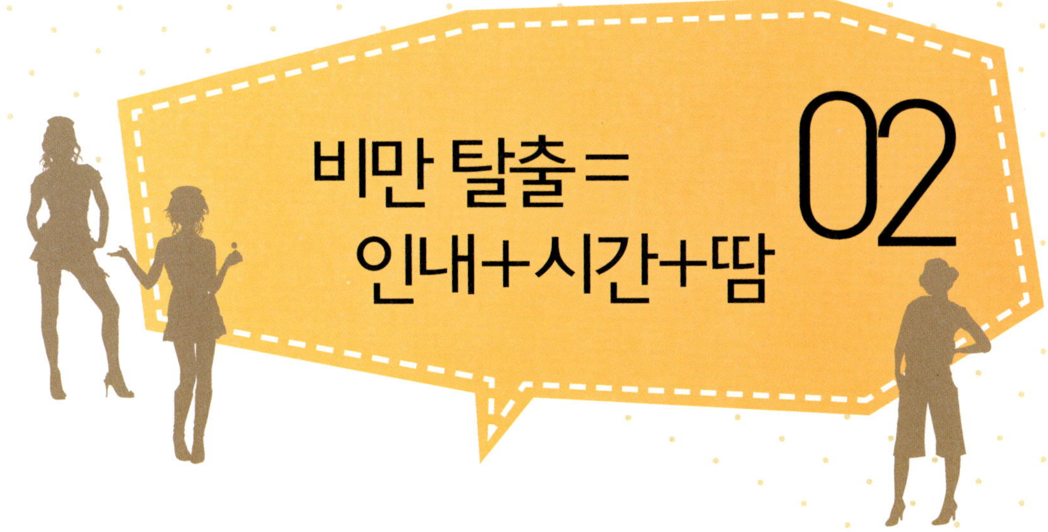

: 나의 비만지수 알아보기

체질량 지수(BMI)는 세계보건기구(WHO)가 마련한 성인의 키와 몸무게에 따른 비만도를 측정하는 방법은 {몸무게(kg) ÷ 키(m)^2}로 계산한다. 예전에는 키(㎝)에서 100을 뺀 숫자에 0.9를 곱하면 본인의 적정 또는 표준체중이라고 사용했는데 BMI는 이보다 더 현실에 가깝게 고안된 것으로 보면 되겠다.

남성의 경우 체지방량이 체중의 25퍼센트 이상, 여성의 경우 30퍼센트 이상인 경우 비만으로 분류된다. 비만은 체지방량을 정확히 측정해야 정확한 진단을 내릴 수 있다. 그러나 체지방량을 정확히 측정하기 위해선 복잡하고 특수한 장비를 사용하거나 체지방 측정기를 사용하여야 하므로 자신의 체지방량을 스스로 측정하기에는 어려움이 많다.

그래서 대부분의 경우엔 체질량 지수를 이용하여 비만 정도를 판단하는 방법을 사용한다. 저체중(체질량 지수 18.5 미만), 정상(18.5~24.99), 과체중(25~29.99), 비만(30 이상)으로 분류한다. 일반적으로 표준체중의 10퍼센트를 넘으면 과체중, 20퍼센트를 넘어서면 비만으로 분류된다.

예를 들어 키가 167센티미터에 몸무게가 52킬로그램이라면 $\{52 \div (1.67)^2 = 52 \div 2.7889 = 18.6\}$이라는 계산이 나오는데 수치상으로 정상범위에 겨우 들어감을 알 수 있다. 그러나 신장과 체중만으로 비만 정도를 측정하는 것이기 때문에 근육량 등이 고려되지 못하는 단점을 안고 있다.

비만 정도를 판단하는 또 다른 방법으로는 브로카(Broca)변법이 있다. 브로카 변법은 표준체중을 $\{$표준체중$(Kg) = ($신장$-100) \times 0.9\}$로 구하고, $\{$비만도$(\%) = ($현체중$/$표준체중$) \times 100\}$로 비만도를 구해 상대적 체중을 계산하는 방법이다. 계산된 결과가 110~119퍼센트이면 과체중, 129퍼센트 이상이면 비만으로 분류한다.

이 방법 역시 비교적 간편하게 비만 정도를 알 수 있다는 장점이 있으나 남성과 여성 간의 차이나 연령에 따른 차이가 고려되지 않았다. 때문에 위의 두 가지 판별방법에서 과체중으로 구분되었다고 해서 반드시 비만이라고 말할 수는 없다.

씨름에서 이종격투기로 자신의 주 종목을 바꾼 최홍만 선수의 경우가 그 예라 할 수 있다. 최홍만 선수처럼 건장한 근육과 큰 뼈대를 갖추고 있다면, '체중과다'이더라도 근육량이 많고 체지방은 오히려 정상인보다 적은 경우이기 때문이다.

전체적인 비만과 더불어 문제가 되는 것은 신체 부위별 부분 비만이다. 특히 우리나라에는 몸은 말랐으면서 복부가 과도하게 튀어나온 이들을 종종 볼 수 있다. 다른 부위의 비만도 문제가 되지만 특히 복부 비만은 비만으로 야기되는 질병들의 근원 역할을 하므로 특히 주의해야 한다.

복부 비만을 간단하게 진단하는 방법은 허리둘레를 엉덩이 둘레로 나눈 값인 허리·엉덩이 둘레비를 이용한다. 남성은 1.0 여성은 0.85 이상이면 복부 비만에 해당한다. 최근에는 허리둘레가 허리·엉덩이 둘레비에 비해 복부 지방량을 더 정확히 반영한다고 하여 허리둘레만으로 복부 비만을 진단하기도 한다. 남성은 90~94센티미터 이상, 여성은 78~80센티미터 이상일 경우에 해당된다.

위의 두 방법은 간단히 복부 비만 여부를 판별하는 방법이다. 그러나 이러한 방법들은 비만 여부의 판별일 뿐 실제 비만의 상태를 정확히 알려주진 않는다. 복부 비만은 피하지방과 내장지방으로 나뉘는데 이 중 내장지방이 더 문제된다. 따라서 자신의 비만 상태를 정확히 판별하기 위해서는 체지방 전산화 단층촬영을 이용해 내장지방형 복부 비만 여부를 정확히 판별하는 것이 바람직하다.

일반적인 경우에는 위의 방법을 통해 비만 여부를 판단하는 것이 가능하다. 그러나 임산부의 경우 비만 정도에 대해 관심과 걱정이 많음에도 불구하고 그 측정과 판별 방법에 대해서는 잘 모르는 경우가 많다. 임신을 하고 급격히 체중이 늘지만 어느 정도의 지방이 느는 것인지 모른 채 막연히 태아가 커가며 체중이 느는 것으로 생각해 버린다.

미국의학학회의 임신여성 체중증가 권고량에 의하면 체질량 지수에 따라 체중증가 허용치가 다른데, 임신 전 체질량 지수가 19.8 이하였다면 12.5~18킬로그램의 체중 증가를, 체질량 지수가 19.8~26이었다면 11.5~16킬로그램, 체질량 지수 26~29이었던 경우에는 7.0~11.5킬로그램, 체질량 지수 29 이상으로 비만이었던 산모의 경우에는 7킬로그램 미만의 체중 증가를 보이는 것이 정상이라고 보았다.

산후 체중은 분만 6주 후가 되면 임신 전 체중으로 돌아가는 것이 가능하지만 30퍼센트 미만의 임산부만이 임신 전 체중으로 돌아간다. 출산 후 6개월 시점에서 임신 전 체중보다 체중이 많이 나가는 것을 산후 잔류체중이라 하는데, 산후 잔류체중이 없었던 여성은 10년 경과 후 체중이 평균 2.4킬로그램 증가한 반면 잔류체중이 있었던 여성은 평균 8.3킬로그램 증가하는 것으로 조사되었다. 여성의 경우 출산 후 몸매 관리가 평생을 간다는 말이 어느 정도 증명된 셈이다.

이렇듯 몸이 변하는 대로 살이 늘어나는 대로 놓아둘 것이 아니라 자신이 비만인지 아닌지 정확하게 아는 것, 비만이라면 어느 정도인지 파악하는 것, 이것이 바로 비만 치료의 첫 단계이다.

: 어떻게 해야 살이 빠질까?

"어떻게 해야 살을 뺄 수 있을까요?"

이 물음에 대한 해결책은 의외로 간단하다. 입력과 출력을 조화시키면 된다. 즉, 먹는 에너지를 줄이고 소비하는 에너지를 늘리는 것이다. 덜 먹고 더 많이 움직이는 것이야말로 비만의 예방과 치료를 위한 최선책이다. 그러나 풍부한 물질문명과 각종 기계장치의 유혹 속에서 이 간단

명료한 해결책을 지켜나가기란 쉽지 않다. 또 극도의 인내심과 노력을 통해 이 해결책에 다가선 듯 했으나 어느새 몸무게가 제자리로 돌아와 있는 경우가 대부분이다.

입출력의 조화와 더불어 신체의 신진대사 기능을 높이는 것도 비만을 예방하는 좋은 방법이다. 보통 스포츠 선수들을 보면 울퉁불퉁한 근육을 갖춘 탄탄한 몸매를 지니고 있다. 이들의 식사량은 일반인의 몇 배에 달하지만 군살이라곤 찾아볼 수 없다. 그 이유는 이들이 갖춘 높은 신진대사 기능 때문이다. 신진대사란 몸의 칼로리를 소비하는 속도를 말한다. 즉 빠르게 에너지를 소비할수록 비만의 위험으로부터 자유로워지는 것이다.

우리 몸은 체지방과 근육, 뼈 등으로 이루어져 있는데 체중을 줄인다는 것은 체지방이나 근육의 양을 감소시킨다는 것이다. 이때 체지방이 적고 근육이 많은 경우에는 탄탄한 몸매를 갖게 되지만 그 반대의 경우에는 민망한 몸매가 되어 버리는 것이다. 더구나 근육은 체지방에 비해 그 부피가 2/3 정도 밖에 나가지 않으면서 지방을 연소시키는 능력은 탁월하다. 따라서 체지방을 감소시키는 동시에 근육의 양을 늘려가는 것은 비만의 예방과 감소한 체중의 유지를 위해서도 매우 중요하다.

운동은 칼로리 소비뿐만이 아니라 근육조직을 키워 줌으로써 체중 조절과 유지에 도움을 준다. 체중을 줄이려고 할 때 중요한 것은 '넷 킬로그램을 줄이느냐가 아니라 어떤 조직을 줄이느냐' 이다. 지나친 식이요법만으로는 근육의 손실을 피할 수 없지만 운동을 병행한다면 근육조직은 유지하면서 지방만 감소시킬 수 있는 것이다.

비만 치료를 하게 되는 경우, 두 가지의 주요 목표를 가지고 접근하게 된다. 첫째는 원인 요소들을 제거하는 것이고, 둘째는 음식물 섭취를 줄임으로써 과잉지방, 체중을 줄이는 것이다. 첫 번째 원인 요소에는 유전적, 정신적, 정서적, 환경적 요인이 모두 포함되는데 복합적인 경우가 대부분이다.

체중 감량의 과정은 보통 2단계로 구분된다. 첫 번째 단계는 원하는 수준의 체중으로 감량하는 과정으로 많은 사람들은 빠른 시간 안에 이 목표치에 도달하기 위해 많은 노력을 기울인다. 두 번째 단계는 이렇게 도달한 목표 체중을 그대로 장기간 유지하는 단계이다. 사실 많은 사람들이 감량 단계에서 고통을 호소하기도 하지만, 사실 더 어려워하는 것은 이 두 번째 단계이다. 10년~20년에 걸쳐서 장기간 일정한 수준의 체중을 유지한다는 것이 웬만한 노력과 투자로는 이루기 힘든 일이기 때문이다.

우리나라 성인의 경우 독특한 음주문화, 과도한 스트레스 등으로 비만을 유발할 수 있는 위험 요소에 많이 노출되어 있다. 술을 즐기지 않는 경우에도 이러한 위험 요소는 곳곳에서 우리를 노리고 있다.

우리 사회에서 직장인의 경우 음식이 나온 후 실질적으로 식사를 하는 시간은 5~10분, 길어야 15분 정도이다. 그러나 비만 관리의 측면에서 본다면 식사 시간은 적어도 20분 이상이 되어야 한다. 우리의 식욕중추는 음식 섭취 후 혈당을 체크하고 포만감을 느끼기까지 최소 20분의 시간을 필요로 한다. 때문에 너무 빨리 먹게 되면 이 신호가 중추신경에 도달하기 전에 이미 많은 양을 먹어 버리게 되는 것이다.

일본에서 진행된 연구에 따르면 식사 속도가 빠른 사람은 천천히 적당량을 먹는 사람에 비해 비만 위험이 2배 높고, 빠르게 배부를 때까지 먹는 사람의 경우에는 비만 위험이 3.5배 높아진 것으로 나타났다. 때문에 빠른 식사를 강요당하는 직장인의 경우 음주만큼이나 위험한 비만 요인에 노출되어 있는 것이다.

살을 빼고 체중을 유지하기 위해 금기 식품을 정해 놓는 사람들이 종종 있는데, 현실적으로 실천하기도 어려울 뿐더러 이를 지켜야하는 데서 오는 스트레스가 크기 때문에 전문가의 입장에서는 별로 권장하고 싶지 않다. 오히려 음식을 골고루 균형있게 섭취하되, 그 양을 절제하는 것이 더 바람직하다. 식이요법이나 운동 외에 비만을 치료하는 방법으로는 전문가의 도움을 받아 약물요법이나 수술적 방법도 고려해 볼 수 있다.

수명이 계속 늘어나는 현대사회에서 얼마나 건강하게 더 잘살 수 있느냐 하는 문제의 핵심은 비만을 어떻게 예방하고 치료하느냐에 달렸다고 해도 과언이 아니다.

tip

살빼기 성공 수칙

1 ▶ 6시 이후 금식하기

2 ▶ 하루 세 끼 먹되 양의 절반만 먹기

3 ▶ 수시로 물 마시기

4 ▶ 간식을 무조건 멀리하기

5 ▶ 술과 헤어지기

6 ▶ 음식은 무조건 천천히 먹기

7 ▶ 걷고 또 걷기

8 ▶ 많이 먹는 사람과 친하지 않기

9 ▶ 두 치수 아래의 비싼 옷 사다 놓고 입어 보기

10 ▶ 만나는 사람마다 살을 빼는 중이라고 광고하기

: 비만 치료를 위한 네 가지 방법

체중은 정직하다. 먹는 칼로리보다 소모하는 에너지가 많으면 줄고, 또 반대의 경우엔 늘기 마련이다. 가감 없이 계산이 정확하다. 물론 먹지 않고 운동만 해서 체중이 줄어드는 경우도 있지만 진정한 의미의 체중 감량은 아니다.

우리 몸은 근육과 수분, 골격, 지방, 혈액 등으로 다양하게 구성되어 있다. 즉, '체중'이란 이들의 합산으로 산출된다. 만약 굶어서 3~4킬로그램의 몸무게가 줄었다고 하면 그건 몸의 수분이 빠져나가 생긴 수치에 불과하다. 비만을 결정짓는 '체지방'은 그대로이다. 근육과 수분이 감소되는 경우에는 체중은 줄겠지만 체지방율은 오히려 증가한다. 즉 체중이 줄어 몸은 말라도 실제적으로 체지방이 많은 마른 비만으로 이어지는 결과를 초래하게 되는 것이다.

결국 비만이란 단순히 체중의 문제가 아닌 체지방의 문제인 것이다. 체중이 많고 적음에서 결정되는 것이 아니라 전체 체중에서 체지방이 차지하는 양에 따라 비만 정도가 매겨진다. 그러므로 체지방을 줄이는 것이 곧 비만 치료의 핵심이라 할 수 있다.

그러나 비만 치료에는 목표가 분명해야 한다. 단순히 전체적으로 살을 뺄 것인지 아니면 복부 등의 군살만 뺄 것이지 정한 다음에 실행에 옮겨야 한다.

비만 치료는 크게 네 가지 방법으로 분류된다. 음식을 조절하여 살을 빼는 식이요법과 몸을 움직여서 에너지를 소모하는 운동요법, 그리고 약물요법, 수술요법이 있다. 사람들이 가장 흔하게 채택하는 방법이 바로 식이요법이다.

식이요법(다이어트)

우리가 흔히 쓰는 다이어트란 말은 사실 체중을 줄이거나 건강의 증진을 위하여 제한된 식사를 이르는 말로 '식이 요법'이란 뜻이다. 소식하거나 금식함으로써 체중을 줄이는 방법으로 가장 많은 사람들이 비만 치료에 사용하고 있다. 식사량을 줄이거나 일정한 음식물을 섭취하거나 금식함으로써 짧은 기간 안에 살을 빼는 데 효과가 높은 편이다.

그러나 단기간에 살을 빼기 위해 식사량을 지나치게 줄이거나, 아예 먹지 않을 경우 몸 안으로 들어오는 음식물이 적어 체중은 금세 감소하겠지만 나중에 정상대로 식사를 하면 다시 쉽게 살이 찐다.

사실, 다이어트는 장기간 계획하여 진행해야 건강도 해치지 않고 요요현상도 줄어 안전한데, 단기간에 효과를 보길 원한다면 다이어트의 근본 목적을 지키며 올바른 방법으로 살을 빼야 한다. 일반적인 균형식을 이용하여 저열량 식사를 유지하거나 특별히 열량 제한을 강조하지 않고 식품 선택방법의 교정 등을 통하여 자연스럽게 섭취 열량을 감소시킨다.

일반적으로 체중 조절을 위한 식이요법이라고 하면 평소의 식사와는 현저하게 차이가 나는 열량 제한식을 생각한다. 그러니 지나친 열량 제한은 환자가 적응하기도 어려울 뿐더러 일단 체중이 감소되더라도 다시 원래의 식사 패턴으로 돌아가면 오히려 체중이 급격히 증가하는 요요현상을 겪게 된다.

따라서 이러한 단기간의 극단적인 방법보다는 식사 평가를 통해 지방의 섭취량이 많은지, 음식의 양은 문제가 없는지, 식사 패턴이 안정되어 있는지, 어떤 특정 시간이나 상황에 많이 먹게 되는지, 식사 조절에 실패했을 때 어떻게 반응하는지 등의 여러 사항을 고려하여 환자가 자신의 식사 패턴의 문제점을 인식하고 차차 하나씩 바로잡아 나가는 것이 가장 중요하다.

특히 평소 고지방 식사를 하는 환자의 경우 전체 식사량을 줄이지 않고 지방 함량이 적은 음식을 선택하도록 하는 것만으로도 체중 감량을 기대할 수 있다. 또한 지방 섭취량을 제한하는 방법은 특히 장기간의 체중유지에 매우 효과적이다.

식이요법을 하는 데 있어 반드시 지켜야할 기본원칙은 다음과 같다.

■ 불규칙한 식사 시간 바로잡기

비만을 일으킨 가장 큰 원인은 식사 습관에서 비롯된다. 불규칙한 식사 습관은 과식과 폭식을 조장하고 비만을 악화시키며, 신진대사를 방해하여 살이 찌기 쉬운 체질로 만든다. 따라서 살을 빼려면 가장 먼저 불규칙한 식사 시간을 바로잡는 것이 우선이다. 정해진 시간에 규칙적으로 적당량을 먹는 일은 다이어트의 가장 기본이라 할 수 있다.

■ 항상 일정한 양의 식사하기

식사량을 일정하게 하지 않고 소식과 과식을 반복하면 우리 몸은 필요한 영양소를 제때 충분한 양만큼 얻을 수 없으리라는 판단 하에 몸이 스스로 자구책을 마련한다. 즉, 몸 안으로 들어오는 영양분을 자꾸만 저장하려고 하는데 이로 인해 살이 찌게 되는 것이다. 따라서 우리 몸이 안심하고 음식을 소화, 흡수, 배설할 수 있도록 일정한 양을 섭취해줘야 한다. 다이어트를 하는 사람 대부분이 소식만 하면 되는 줄 알고 있는데 소식도 규칙적인 시간에 일정한 양을 먹는 것이 중요하다.

자신의 몸 상태를 고려하며 이전보다 줄여서 먹는데, 갑작스레 식사량을 줄이면 본인도 힘들지만 몸도 쉽게 적응하지 못하기 때문에 서서히 줄이도록 한다.

■ 기름기 위주의 서양식보다는 한식 위주로 식사하기

먹고 나면 입안에 기름이 돌거나 설탕의 맛이 남는 음식이나 인스턴트, 패스트푸드, 가공식품, 밀가루 음식 등은 칼로리도 높을 뿐 아니라 우리 몸에 불필요한 지방이나 독소를 생성하므로 되도록 피한다. 반면에 채식 위주의 한식은 각종 영양소를 골고루 갖추고 있으면서 기름기가 적어 몸에 무리를 주지 않는다. 고기류나 볶음 등의 칼로리가 높은 음식 대신 건강식으로 알려진 보리밥이나 발아현미밥, 검은콩 밥에 나물, 된장찌개, 야채와 해조류, 두부, 김치 등을 반찬으로 식탁을 구성하는 것이 좋다. 다이어트와 영양은 물론 피부도 좋아지니 일석이조의 효과를 얻을 수 있다.

■ 가끔씩 적당량의 살코기 먹기

아무리 다이어트를 하더라도 단백질 섭취는 꼭 필요하다. 기름기가 많다고 무조건 육류를 피하지 말고 가급적 지방이 적은 부위를 선택하는 것이 좋다. 단백질은 풍부하면서 칼로리는 낮은 닭 가슴살이나 콩, 두부, 고등어, 꽁치, 우유 등을 섭취하면 좋다.

■ 비타민과 식이섬유가 풍부한 식품 섭취하기

비타민과 식이섬유는 신진대사를 활성화하여 에너지를 빠르고 효과적으로 소비하며, 건강 악화와 비만을 일으키는 독소와 노폐물을 원활하게 배출시켜준다. 또한 혈중 콜레스테롤 수치를 낮춰주어 고혈압이나 심장병과 같은 성인병 예방에도 도움이 되며, 장 기능을 높여 다이어트 도중 발생하기 쉬운 변비를 예방해준다.

■ 오래오래 천천히 꼭꼭 씹어 먹기

포만감을 느끼게 하는 콜레시스토키닌(CCK)이라는 호르몬은 식사를 시작한 후 20분이 지나야 분비되기 시작한다. 때문에 많이 씹지 않고 급하게 음식을 먹으면 과식하기 쉬워지는 반면 오래 씹으면서 천천히 먹으면 뇌의 포만 중추를 자극하여 자연스럽게 소식을 할 수 있다. 과식은 위에 부담을 주고 위장 장애를 일으킬 수 있으므로 천천히 식사하는 습관을 들이는 것도 중요하다.

운동요법

운동이 비만뿐 아니라 성인병의 주범인 고혈압, 당뇨, 고지혈증에 효과적인 치료법이라는 사실은 누구나 알고 있다. 운동이 비만 예방이나 치료에 좋은 이유는 기초대사량을 높이면서 기본적으로 소모되는 열량 소모량을 증가시켜 체중 감량이나 감량한 체중을 유지하는 데 도움이 되기 때문이다. 체중 감량의 궁극적인 목표는 과도하게 축적된 체지방을 연소시키는 것이다

운동은 식이요법과 마찬가지로 각자의 취미와 상황에 맞는 것을 택하

는 것이 좋다. 운동을 할 때 산소를 사용해서 근육의 에너지원을 분해하는 유산소 운동과 산소를 사용하지 않고 에너지원을 분해하는 무산소 운동으로 나누어진다.

유산소 운동은 에너지원으로 주로 지방산을 사용함으로 글리코겐을 주로 사용하는 무산소 운동에 비해 비만 치료에 적절한 운동이라 하겠다. 유산소 운동으로 걷기, 조깅, 마라톤, 등산, 수영, 자전거, 테니스, 에어로빅 등이 있으며 무릎 및 발목 관절을 조심히 다루어야 하는 사람은 수영이나 자전거가 적합하다.

운동 강도는 개인의 연령에 따른 최고 심장 박동수(심박수)를 산출하여(최고 심박수 = 220-연령) 정하는데 최고 심박수의 60퍼센트 정도가 적절한 강도라 할 수 있다. 쉽게 표현하자면 약간 숨차고 땀나는 정도의 운동이 적당하다.

운동을 너무 심하거나 약하게 하여 심박수가 지나치게 오르거나 낮으면 지방은 분해되지 않는다. 강도 높은 운동을 하기보단 낮은 강도의 운동이 비만에 좋은 이유는 오랜 시간 운동할 수 있고 그로 인해 체지방을 에너지로 더 많이 이용하기 때문이다. 높은 강도의 운동을 할 때는 체내에 저장된 당원질은 글리코겐이 주로 이용되고 체지방은 적게 이용되기 때문에 숨이 몹시 가쁠 정노의 운동을 짧은 시간 하는 것은 바람직하지 않다.

운동 시간은 지방분해 원리에 의해 최소 30분에서 1시간 정도가 적당하다. 운동 횟수는 일주일에 3회 이상으로 가장 효과가 높은 횟수는 4회이나 자신의 능력에 따라 일주일에 3~5회 정도 실시한다. 신체적인 무리가 없다면 매일 하는 것이 가장 바람직하다. 처음부터 신체에 무리가 생기지 않도록 자신의 체력에 따라 시간과 강도를 점진적으로 증가시키는 것이 필요하다.

균형있는 식사를 병행한다면 더 빠른 체지방 감소의 효과를 얻을 수 있다. 그러나 여기서 운동을 통한 체지방의 감소는 지방세포의 수가 감소되어 나타나는 것이 아니고 체지방의 크기가 감소되는 것이라는 사실을 기억해야 한다.

체지방 감소는 성별에 따라 다소 차이가 있다. 비만 여성은 비만 남성보다 운동하는 동안 체지방이 더 적게 감소된다. 또한 신체 부위에 따라서도 차이를 보이는데 복부 지방이 허벅지와 엉덩이의 그것보다 더 빨리 감소된다.

몇 년 사이 등산 인구가 급격히 늘었다. 특히 등산이 비만 치료에 효과적이라 알려지면서 평일에도 등산을 하는 중년여성들로 산이 북적인다. 운동은 일주일에 최소한 3일 이상은 해야 비로소 효과가 나타나는데 한 달에 한두 번 하는 등산으로는 운동 효과를 기대하기 어렵다.

꾸준한 운동을 위해서 돈을 투자하는 것도 한 방법이다. 사람의 심리가 돈이 들어간 만큼 애착을 느끼기 마련이다. 공원에서 조깅을 하더라도 예쁜 운동화와 폼 나는 운동복을 장만해서 입고 달리면 아무래도 운동을 하는 마음이 더 상쾌하지 않을까? 그러나 너무 심한 운동이나 관절이 좋지 않은 상태에서 섣불리 운동에 나섰다 살을 빼기는커녕 오히려 부상을 입는 등 더 큰 병을 부를 수도 있으니 조심하도록 해야 할 것이다.

미국의 다이어트 운동 전문가
그랙 랜드리(Greg landry)가 말하는 운동법칙

1. 유행하는 다이어트 따라하지 마라

바나나 다이어트, 녹차 다이어트 등 유행하는 다이어트는 대부분 별 효과가 없다. 물론 체중에 약간의 변화가 일어날지 모르지만 우리 몸의 '항상성'을 지키고자 하는 자연법칙 때문에 줄었던 체중은 다시 늘어날 것이고 오히려 이전보다 더 늘어날지도 모른다. 더구나 유행 다이어트는 몸에 필수적인 근육을 소모시키는 경향이 있고 대사 상태를 불안정하게 하고, 무기력하게 만들기도 한다.

2. 유행 운동과 운동 기구를 피하라

운동을 한다고 할 때, 특정 운동 기구를 꼭 구입해야 하거나 어디 유명 운동 센터에 등록을 해야 한다고 생각하는 사람들이 많다. 그러나 우리 주변을 살펴보면 손쉽게 운동할 수 있는 방법은 얼마든지 있다. 체중을 감량하려면 움직여야 한다는 원칙만을 기억하라. 또한, 여전히 확고부동한 최고의 운동은 걷기, 조깅, 등산, 자전거, 웨이트 트레이닝 등이라는 사실을 기억하라.

3. 저녁은 가급적 일찍 먹어라

한 연구 결과에 의하면 단순히 아침을 든든히 먹고, 점심을 먹고, 가벼운 저녁을 먹는 방식만으로도 체중을 줄일 수 있다고 한다. 저녁은 가능하면 일찍 먹는 것이 좋으며 잠자기 들기 전 최소한 네 시간 전에는 식사를 해야 한다.

4. 5킬로미더, 10킬로미터 정도를 걷거나 뛸 수 있는 상황을 만드는 것이 좋다

시간이 없다면 출퇴근 시간이나 등교 길에 걸을 수도 있다. 특히 술퇴근은 일주일에 5회 이상 필수적으로 우리가 행하는 일이고, 이 시간을 걷거나 뛰는 시간으로 활용한다면, 자연스럽게 규칙적인 운동 효과를 볼 수 있다. 실제로 이런 방법을 실행한 사람들의 이야기를 들어보면 체중 감량을 쉽게 했다고 한다. 할 수 없다고 생각하지 말고 일단 해보라!

5. 즐길 수 있는 운동을 찾아라

많은 사람들은 아름다운 야외에서 걷는 것을 즐긴다. 전망이 별로 아름답지 않다면, 음악을 들으면서 걷거나, 친구를 동반하며 걷는 것 자체를 즐겨보는 건 어떨까?

6. 걷기, 조깅, 수영, 고정식 자전거 타기, 에어로빅, 댄스 등 유산소 운동을 하라

아침에 30~60분 정도 매일 유산소 운동을 하라. 몸 속에서 지방을 태우게 하는 호르몬의 분비가 많아지고 지방을 저장하도록 만드는 호르몬을 감소시킨다. 특히 기초대사량을 향상시켜 칼로리를 소모시키기 때문에 아주 좋다. 사람의 몸은 매일 움직이게 디자인되어 있다. 만약 하루 종일 거의 움직이지 않는다면 몸은 가능한 지방을 많이 축적해 두려고 할 것이고 반대로 여러분이 운동을 하면 몸은 지방을 없애려고 할 것이다. 매일 운동을 할 시간을 확보하라.

7. 1주일에 세 번 정도 웨이트 트레이닝을 하라

근육은 기초 대사량을 높이고, 좀더 많은 칼로리를 태울 수 있게 한다. 기초 대사량이 높아지면 잠자는 동안에도 더 많은 칼로리를 태울 수 있다. 탱탱한 몸매는 사람을 젊어 보이게 하고 삶에 활력을 준다.

8. 술을 자제하라

술은 기초대사량을 떨어뜨리고 식욕을 증진시키며 무엇보다도 칼로리가 높다. 살을 빼고 싶다면 술병부터 치워라.

9. 하루에 1.8리터 정도의 물을 마셔라

우리의 몸은 기능을 유지하기 위해 많은 양의 물을 필요로 한다. 물은 포만감을 느끼도록 도와주어 다른 음식의 섭취를 줄일 수 있도록 해준다. 체중 감량을 하려면 물병을 들고 다니면서 하루 종일 자주 마시도록 하라.

10. 매일 체중을 재지 말라

체중은 하루 동안에도 변화를 거듭하는데 실제로 이 체중 변화가 지방의 손실이나 증가를 반영하지는 않는다. 체중은 일주일에 1번 정도 재는 것이 좋다.

11. 가능하다면 아침에 운동을 하라
운동을 지속적으로 하는 사람의 90퍼센트는 아침에 한다. 아침에 운동을 하면 하루
가 활기차다는 것을 느끼게 된다. 또한 많은 사람들이 아침에 운동하는 것이 하루
동안 식욕을 감소시킨다고 얘기한다.

12. 저녁에 15~30분 정도의 유산소 운동을 하면 좋습니다.
저녁식사 전이나 후에 유산소 운동을 하면 더욱 효과적이다. 운동의 종류는 재미있
고 안전하고, 지겹지 않은 것으로 선택한다. 아침에 걷기, 저녁에는 자전거 타기 식
으로 종류를 다르게 하면 운동이 지루하지 않다.

수술요법

무려 몸무게 560킬로그램으로 세계 최고 비만 남성으로 화제가 됐던
멕시코인 마누엘 우리베와 축구 영웅 마라도나가 위 절제술로 체중 감
량에 성공했다는 해외 토픽을 기억하는가! 우리베는 순전히 살기 위해
위 절제술을 받았는데 그 후 200킬로그램을 감량했다. 120킬로그램까
지 나가던 마라도나도 70킬로그램으로 몸무게를 줄이는 데 성공하면서
위 절제술은 비만인에게 희망이 되고 있다. 특히 생명까지도 위협받는
초고도비만 환자들에게는 생명 연장의 방법인 셈이다.

비만 치료를 목적으로 하는 수술에는 음식물의 체내 섭취를 방해시키
는 방법과 섭취한 음식물이 산 흡수를 차단시키는 방법이 있다. 턱을 철
사로 교정시켜 물이나 유동음식 이외에 다른 음식물을 섭취하지 못하게
하거나 아예 음식물을 소량만 받아들이도록 하는 장 절제 수술, 위 절제
수술, 지방층 제거 수술 등이 있다.

약물요법

다이어트를 편하게 하기 위해 약을 처방받아 복용하는 치료요법이다. 식욕은 뇌의 시상하부에서 내린 명령에 의해 생기는 것인데 식욕 억제제는 말 그대로 식욕을 억제시켜 포만감을 느끼게 해줌으로써 음식섭취 욕구를 없애는 것이다. 그러나 가슴 두근거림이나 뇌에 영향을 주는 등의 부작용을 유발한다.

식욕 억제제 외에 또 다른 약물로는 음식물이 흡수되지 않도록 하는 방법이 있다. 예를 들어 지방의 흡수만을 방해하는 약물이 있는데 이 역시 불면, 심장 두근거림, 우울증, 흥분 등의 부작용이 있기 때문에 반드시 비만 전문의와 상의해야 한다.

1996년 미국식품의약국(FDA)의 승인을 받고 판매되기 시작한 덱스텐플루라민, 펜플루라민 등의 약품은 시판 당시 폭발적인 인기를 끌었지만 덱스텐플루라민은 심장 판막 질환을 유발하는 것으로 알려져 모든 제품이 수거되었으며, 펜플루라민은 부정맥, 우울증, 기억력 장애 등의 부작용이 발견되어 제한적으로 사용되고 있다.

이 외에 1998년 시부트라민, 1999년 오를리스탓 등의 비교적 부작용이 없는 약품이 시판되기 시작했지만, 아직까지 비만 치료의 중심은 식이요법과 운동, 행동교정 요법 등의 병행 치료가 중심을 이루고 있으며 약물의 사용은 이들 치료의 보조적 수단으로 이용되고 있다.

일부 약물을 과용하는 경우도 종종 나타나고 있는데 약물 치료는 적절한 식이요법과 신체 활동의 증가, 생활 방식의 변화 등과 함께 할 경우에만 그 효과를 볼 수 있다. 때문에 비만 치료에 있어 약물 치료를 병행할 경우에는 반드시 전문의의 진단과 처방을 받고 복용해야 한다는 점을 주의해야 한다. 특히 식욕 억제제의 경우 대부분이 향정신성 의약품에 포함되므로 오남용은 절대 금물이다.

현재 비만 치료에 사용되고 있는 약물들은 초기에는 효과가 좋은 것 같아도 장기간 복용할 경우 6~8개월이 지나면 그 효과가 거의 없어진다. 또 약물 투여를 중단하게 되면 체중이 다시 증가하므로 현재로서는 약물만으로는 비만으로부터 탈출할 수 없다.

내가 지금껏 해본 가장 빠른 체중 감량 방법은 식사량을 평소 3분의 2로 줄이고 식욕 억제제나 에너지소비 촉진제 등의 약물요법을 병행하면서 규칙적인 운동을 해주는 것이다. 1~2개월 동안 자기 몸무게의 10퍼센트 이상을 뺄 수 있었다. 그리고 빠진 체중을 6개월간 유지해야 요요현상이 없다.

---

tip

살이 빠지는 순서

배 ▶ 얼굴 ▶ 팔 ▶ 엉덩이 ▶ 허벅지 ▶ 종아리 순

: 누구나 빠지기 쉬운 유행 다이어트의 함정

다이어트는 비만 환자들이 체중 감량을 위해 맨 처음 시도하는 가장 일반적인 방법이다. 식사량을 줄이거나 금식하는 방법으로 황제 다이어트, 과일 다이어트, 요가 다이어트, 원푸드 다이어트, 한방 다이어트 등

하나하나 열거하기 힘들 정도의 수없이 많은 다이어트 방법들이 소개되고 있다. 물론 이러한 방법들을 이용하여 어느 정도 감량에 성공한 사례도 많다. 그렇다면 이러한 다이어트 방법에 문제는 없는 것일까?

다이어트의 핵심은 때로는 극단적일 만큼 음식의 섭취를 제한한다는 것이다. 물론 음식의 섭취를 줄이는 것이 체중 감소를 위한 가장 확실한 길이기는 하다. 그러나 이러한 식이요법들은 대부분 몇 가지 문제를 가지고 있다.

1972년 미국의 의사 애킨스가 저술한 〈다이어트의 혁명〉에 근거한 황제 다이어트의 가장 큰 특징은 육류, 치즈 등의 단백질 식품은 마음껏 섭취하면서 탄수화물의 섭취를 극단적으로 제한하는 것이다. 물론 탄수화물의 섭취를 제한하므로 체중이 감소하긴 하지만 체지방보다는 체수분이 주로 배출된다. 또한 단백질, 지방, 콜레스테롤의 섭취가 지나치게 많아지는 반면 비타민C와 섬유소, 칼슘 등의 섭취량이 극단적으로 줄어든다. 이로 인해 단백질의 과잉 섭취는 간과 신장에 무리를 주고 오히려 섭취가 부족한 칼슘의 배출을 촉진시켜 골다공증의 위험에 노출될 수 있다. 또한 요산의 생성으로 인해 통풍 등을 유발할 수도 있으며 다량의 동물성 지방과 콜레스테롤로 인해 고지혈증, 동맥경화증이 발생하게 된다.

하나의 음식만을 먹으며 실을 빼는 원푸드 다이어트는 불, 사과, 토마토, 강냉이, 육류 등 한 가지 음식만을 70퍼센트 이상 섭취하는 다이어트 방법으로 단기간 내에 많은 체중을 감량할 수 있고, 손쉽게 적용해 볼 수 있다는 장점 때문에 많은 사람들이 한번쯤은 시도해 보았을 것이다. 하지만 원푸드 다이어트는 한 가지 음식을 섭취하는 만큼 영양상의 불균형을 초래해 요요현상, 탈모, 탈수 현상 등 다른 문제들을 야기시킬 수 있기 때문에 주의가 필요하다.

　시중에 유행하는 각종 다이어트 방법들을 이것저것 체험해본 사람들 중 체중이 감소했다가 다시 늘어나는 현상을 반복하는 경우가 있다. 이를 요요현상이라 한다. 많은 비만 환자들이 이러한 현상을 겪고 어려움을 호소한다. 이러한 요요현상은 반복될수록 체중을 줄이는 데 소요되는 시간은 점점 더 길어지고, 다시 살이 찌는 데 걸리는 시간은 점점 짧아진다. 즉 살 빼기는 어렵고 찌기는 쉬워지는 것이다.

　한 연구 결과를 살펴보면 체중의 감소와 증가 사이클이 반복되게 되면 필연적으로 대사율의 변화를 가져오게 되고 이는 체중 감소를 더욱 어렵게 하는 것으로 나타났다. 요요 사이클에 놓인 경우 목표 체중에 도달하기까지는 시간이 2배가 필요했으나, 목표 체중에서 원래 상태로 돌아오는 데는 시간이 3배나 단축되는 결과를 보여 주었다.

　무리한 다이어트와 요요현상을 계속 반복되게 되면 우울증이나 거식증과 같은 정신적 질병을 동반하게 되는 경우까지 나타나며 나중에는 체중 감량에 대한 의지를 상실하게 된다. 또한 체중이 줄었다 늘어나는 경우에, 대부분 하체보다 상체에 살이 쌓이게 되어 상체형 비만이 될 가능성이 훨씬 높아진다. 이는 심장병, 당뇨병, 뇌졸중 등의 위험이 훨씬 높아지게 되는 것을 의미한다. 다이어트, 섣부르게 유행에 편승했다가는 몸도 망치고 정신도 피폐해질 수 있으므로 신중하게 계획을 세우고 체계적인 방법으로 진행시켜야만 한다.

유행 다이어트의 허와 실

황제 다이어트

일명 황제 다이어트로 불리는 육류 원푸드 다이어트는 일반적인 저칼로리 다이어트와 반대되는 고칼로리, 고지방 다이어트이다. 탄수화물을 거의 섭취하지 않아 우리 몸이 체지방을 분해해 에너지원으로 쓰기 때문에 다이어트 효과를 볼 수 있다. 하지만 탄수화물은 몸 안에서 포도당으로 바뀌는데 포도당은 뇌를 움직이는 원료이다. 때문에 뇌의 활동이 활발해야 하는 학생들은 피해야 하고, 육류만의 섭취는 고기에 있는 포화 지방산이나 콜레스테롤까지 많이 섭취하게 되어 콩팥에 이상이 있거나 고지혈증을 가진 사람들은 자제해야 한다.

물 다이어트

물은 칼로리가 전혀 없다. 칼로리가 없기 때문에 살찔 염려가 없다. 또 물을 많이 마시게 되면 식욕이 억제되어 소량의 식사만으로 포만감을 얻을 수 있다. 신진대사가 활발해져 몸 속의 노폐물을 쉽게 밖으로 빼내는 역할을 해 다이어트의 효과를 볼 수 있다. 하지만 신장 기능이 약한 사람은 수분이 몸 안에 고여 몸이 붓거나 물 살이 찔 수 있는 역효과가 날 수 있기 때문에 주의가 필요하다.

사과 다이어트

사과에는 섬유소가 많은데 이 섬유소는 소화가 되지 않아 포만감이 오래 유지되기 때문에 다이어트를 가능하게 해준다. 각종 비타민, 체내 흡수력이 좋은 과당, 사과산 등이 함유되어 있어 체내에서 일어나는 화학 반응을 촉진시킨다. 하지만 단백질이나 미네랄 공급이 부족해 신진대사에 안 좋은 영향을 줄 수 있다. 또 열량의 공급이 부족해지기 때문에 결과적으로 기초대사량을 줄이게 되어 다이어트가 끝난 후 예전보다 더 살이 찔 수도 있다.

토마토 다이어트

토마토는 대표적인 저칼로리 식품이며 수분이나 식이섬유가 많아 쉽게 포만감을 느낄 수 있다. 뿐만 아니라 토마토에는 우리 몸에 필요한 비타민이나 미네랄이 풍부하게 들어 있어 부담 없이 섭취할 수 있다. 하지만 토마토만 먹게 되면 순간의 포만 감은 느낄 수 있지만 영양소의 결핍으로 건강에 해를 끼칠 수 있고, 참을 수 없는 허기로 과식을 유발하기 쉽다.

강냉이 다이어트

강냉이는 무게가 적은 데 비해 부피는 커서 보기만 해도 포만감을 느끼게 된다. 옥수수와 같은 곡류로 만들어져 있기 때문에 최소한의 열량을 내 허기를 많이 채워 준다. 또 거친 질감의 강냉이를 많이 씹어 먹다 보면 입이 깔깔해져 식욕을 떨어뜨려 준다. 하지만 강냉이 역시 칼로리가 있다. 100그램당 약 330킬로칼로리를 가지고 있어 무한정 먹는 것은 곤란하다. 또 강냉이만 먹게 되면 그 외의 영양소는 섭취할 수 없기 때문에 심각한 영양 결핍이 있을 수 있다.

생식 다이어트

생식 다이어트는 많은 사람들이 선호하는 방식이다. 생식은 화식과 달리 불이나 산과의 접촉이 없어 영양분의 손실이 거의 없다는 장점이 있다. 그러나 시중에 유통되는 대부분의 생식은 하루 세 끼 모두 복용한다고 가정할 경우 총 열량이 1,200킬로칼로리에도 미치지 못하는 저 열량식일 경우가 대부분이다.

생식의 경우 동물성 단백질의 공급이 거의 되지 않기 때문에 청소년과 임산부, 노인층에게 꼭 필요한 필수 아미노산의 부족을 불러오기 쉬우며 철분, 아연, 칼슘 등의 무기질을 제대로 흡수하지 못해 빈혈이 생길 수 있다. 이러한 저 열량식을 계속할 경우 포도당의 부족으로 인한 체단백질의 분해가 일어나고 이는 근육의 감소로 이어질 수 있다.

: 요요현상이 걱정된다면 이렇게 하라

꾸준한 운동이나 지방흡입 등을 통해 살을 빼고 자신감과 삶의 활기를 되찾은 사람들은 지금의 행복을 유지하기 위해 운동과 식이요법을 계속해서 병행해 나가는 것이 필수이다. 조금만 방심해도 애써 뺀 부위의 살이 다시 원상 회복되는 끔직한 결과를 불러온다. 긴장을 놓는 순간 공든 탑은 일순간에 무너져 내리는 것이다. '빼는 것' 보다 더 중요한 것은 '유지하는 것' 이다. 살은 빼기는 어려우나 찌는 건 금방이라고들 하지 않던가?

요요현상이 생기는 근본적인 이유는 기초대사량의 감소이다. 그러므로 요요현상을 막기 위해서는 기초대사량을 꾸준히 유지해 주어야 한다. 물론 지방흡입술과 같은 외과적 치료의 경우에는 근육량의 손실을 가져오지 않기 때문에 요요현상이 일어나지 않는다. 그러나 다이어트로 음식의 섭취를 줄이면 체지방과 동시에 근육의 양도 일정량 줄어들기 때문에 기초대사량 자체를 그대로 유지하기란 쉬운 일이 아니다.

요요현상을 막기 위해선 체계적인 준비와 대비가 필요하다. 가장 먼저 자신이 먹고 있는 음식의 양과 열량의 섭취가 얼마인지 파악해야 한다. 약 2주간에 걸쳐 자신의 식사량, 음식 섭취량을 체크한다. 또 식이요법과 운동 등에 관한 구체적인 방법을 계획하되, 무리한 계획은 잡지 말고 단계적으로 강도를 높여 나가야 한다.

이론적으로 1주일에 약 0.5킬로그램을 감량하기 위해선 여성의 경우 하루 약 1,200, 남성은 1,700 정도의 칼로리만 섭취해야 한다. 그러나 일반 가정에서 또는 직장에서 음식의 칼로리를 일일이 맞추어 먹기란 거의 불가능하다. 때문에 일반적으로는 고열량식을 제한하는 방법을 이용한다. 이러한 고열량식에는 사탕과 청량음료, 술, 버터, 튀긴 음식, 햄버거, 도넛 등이 포함된다.

그러나 이미 살펴보았듯이 극단적인 식이요법은 각종 영양 불균형을 초래할 수 있다. 따라서 저지방 우유, 콩, 채소, 과일, 생선, 기름기 없는 음식을 통해 단백질과 아미노산을 공급할 수 있도록 해야 한다. 이와 같이 식단을 조절한 후 주식의 양을 1/2~2/3 수준으로 줄여 나가야 한다.

열량의 섭취에 대한 체크가 끝났다면, 열량의 소비에 대한 체크도 반드시 이루어져야 한다. 적게 먹는다 해도 활발하게 활동하여 열량을 소비하지 않는다면 체내에 지방이 축적될 수 있기 때문이다. 때문에 운동에 대한 계획도 반드시 세우고 이를 꼭 실천해야 한다. 운동은 단순히 열량을 소비시킬 뿐 아니라 식욕을 억제시키는 호르몬을 증강시키고 체내 대사율을 높이기 때문이다.

한 대학의 연구팀에서 실험 참여자들에게 동일한 아침식사를 제공한 후 반은 자전거 타기 운동을, 나머지 반은 앉아서 휴식을 취하도록 하였다. 이때 운동을 한 그룹은 492, 나머지 그룹은 197킬로칼로리를 소비했다. 한 시간 뒤 참여자들에게 음식을 양껏 먹도록 허용하자 운동을 한 그룹은 913, 나머지 그룹은 762킬로칼로리만을 섭취했다.

그러나 결과적으로 운동을 한 그룹은 421킬로칼로리 증가했지만 그렇지 않은 그룹의 경우에는 565킬로칼로리가 증가한 것이다. 운동을 한 그룹에서는 위의 포만감을 뇌에 알리는 'PYY', 'GLP-1', 'PP' 등의 호르몬 수치가 운동 중과 운동 후 증가해 과식의 위험성을 현저히 줄어준다는 것이다.

감량한 체중의 유지와 운동의 상관 관계를 살핀 또 다른 연구에도 위와 비슷한 결과가 나타났다. 성공적으로 체중을 유지한 그룹에서는 92퍼센트가 정기적인 운동을 했던 반면, 다시 체중이 늘어난 그룹에서는 34퍼센트만이 정기적인 운동을 한 것이다. 이처럼 운동은 체중의 감량과 유지에 결정적인 작용을 한다. 따라서 자신에게 적절한 운동을 찾아 꾸준히 진행하는 것이 필수적이다.

유산소 운동은 지방을 태워 체중 조절에 도움을 준다. 허리 근육이나 다리 근육과 같이 큰 근육을 사용하여, 쉬지 않고 지속적으로 할 수 있는 운동이 좋다. 유산소 운동은 근육에 산소를 공급해주는 운동으로, 우리 몸은 산소가 없으면 지방을 에너지로 이용할 수 없다. 비만 환자에게 일반적으로 가장 많이 권하는 운동은 걷기와 자전거 타기, 수영 등이다. 약 150킬로칼로리가 소비되기 위해선 걷기 2킬로미터, 자전거 타기 4킬로미터, 수영 300미터 정도의 운동량이 요구된다.

운동은 반드시 자신의 신체 상태에 맞는 것을 선택해야 한다. 고혈압, 당뇨병, 심장병 등으로 과다한 운동을 삼가야 하는 경우에는 반드시 전문의와의 상담을 거쳐야 하며 과욕을 부리지 말고 간편하면서도 오래 지속할 수 있는 운동을 선택하는 것이 좋다.

또 단계적으로 낮은 강도에서 점점 높은 강도로 늘여 나가는 것이 좋다. 운동을 강하게 하고 땀을 많이 흘려야 살이 잘 빠지는 것은 아니다. 운동을 시작한 후 20분 이상 지나야 지방대사가 일어나기 시작한다. 숨이 턱에 찰 때까지 달리거나 혹은 격렬한 에어로빅을 하거나, 기록경기 하듯이 수영을 10분 정도 했다 해도 지방에서 소비된 칼로리는 그렇게 많지 않게 된다. 오히려 적절한 운동 강도를 유지하면서 20분 이상 쉬지 않고 지속적으로 하는 것이 더 효과적이며 체중을 감량하려면 적어도 30분 이상 꾸준히 운동하는 것이 필요하다.

체중 감량을 위해서는 무엇보다 처음 한두 달이 중요하다. 보통은 큰 결심을 하고 운동이나 식이요법을 병행하며 체중 감량을 시작하는데,

기대한 만큼 몸무게 변화가 없으면 쉽게 포기해 버린다. 체중 감량은 흡사 바위 옮기기와 같다. 인내심을 갖고 꾸준히 몸의 변화를 시도해야 하는 일이라는 사실을 기억해야 한다. 생활 습관의 태도를 바꾸면 처음에는 힘들더라도, 시간이 갈수록 체중은 더 쉽게 줄어들고 건강도 좋아진다.

보통 흡연자들이 금연을 시작하고 실질적으로 비흡연자로 인정받기까지 최소 6개월의 시간이 요구된다. 6개월이 지나야만 체내의 니코틴 성분도 어느 정도 제거되고 흡연 욕구가 다시 일어나지 않는다고 여기기 때문이다.

비만을 극복하기 위해선 이보다 더 긴 시간이 요구된다. 감량에 성공했다 하더라도 체중을 안정적으로 유지하고 요요현상으로부터 완전히 벗어났다고 판단되기까지는 1년의 시간이 필요하다. 1년 이상 꾸준히 규칙적인 식사 습관과 운동을 실천해야만 비로소 내 몸이 내 의지대로 조정되는 것이다.

---

tip

비만 Q & A

▶둘이 똑같이 먹는데 나만 살쪄요

동생과 똑같이 먹어도 나만 살이 찐다고 고민을 호소하는 경우가 있다. 다이어트를 하는데도 체중이 줄지 않는다고 속상해 하는 경우도 있다. 다이어트나 비만, 무엇보다도 체중 변화에 대한 이해가 필요하다.

사람의 몸도 당연히 물리학적 법칙이 적용된다. 그중 가장 기본적인 것이 열역학이다. 열역학에 의하면 에너지는 만들어지지도 않고 파괴되지도 않으며 단지 변환될

뿐이다.

똑같이 먹어도 한 사람만 살찐다면 이런 경우도 몸의 대사량에서 오는 차이인 경우가 많다. 대사량은 몸의 지방을 뺀 '체지방 체중'에 비례한다. 체지방이 적고 체중이 많은 사람일수록 생명 유지에 필요한 최소한의 에너지 소모율인 기초대사율이 높다. 똑같은 몸무게일지라도 체지방이 적고 근육이 많은 사람이 기초대사율이 더 높고, 같은 체중의 남성과 여성 간에도 남성의 기초대사율이 더 높다.

동생과 똑같이 먹고 똑같이 운동을 하더라도 동생의 기초대사율이 더 높고 본인의 체지방이 더 많다면 열량 소모가 적기 때문에 동생과 차이가 날 수밖에 없는 것이다.

기초대사율은 나이를 먹을수록 조금씩 감소하게 되는데, 이는 근육량의 감소와 직접적인 연관이 있다. 특히 여성들이 젊었을 때와 별 차이 없이 음식을 섭취하는데도 중년이 되면서 살이 찌는 경우도 기초대사율이 떨어지기 때문이다. 만약 똑같이 먹는데 나만 살찐다고 생각한다면 한 번이라도 더 움직여서 열량을 소모하는 것이 가장 쉬운 해결책이다.

▶다이어트를 하는데도 살이 안 빠져요.

아주 특이한 경우를 제외하고는 우리 몸은 거짓말을 하지 않는다. 다이어트를 하는데도 살이 빠지지 않는다고 호소하는 경우, 스스로는 적게 먹고 있다고 생각하지만 실제로는 생각보다 많은 열량을 섭취하고 있는 경우도 많다. 밥을 먹어야 식사한 것으로 생각하고 간식이나 군것질은 무시해 버리는 사람도 의외로 많다. 흔하게는 과일이 다이어트에 좋다거나, 살이 찌지 않는다고 하여 많은 양의 과일을 섭취하는 사람들을 볼 수 있다.

그러나 실제 과일의 열량을 살펴보면 사과 하나에는 100킬로칼로리, 배는 150킬로칼로리, 수박 한 쪽 50킬로칼로리, 바나나 100킬로칼로리, 감 100킬로칼로리, 귤 50킬로칼로리, 복숭아 50킬로칼루리, 토마토 50킬로칼로리, 포도 15알 50킬로칼로리의 열량을 지니고 있다. 물론 음식물에 비하면 그리 높지 않은 열량임에는 틀림없다. 그러나 섭취량이 한 개나 한 쪽에 그치지 않는다면 문제가 될 수도 있는 것이다. 더구나 밥은 밥대로 먹고 과일은 살이 안 찐다고 생각하여 식사와 식사 사이에 섭취하다 보면 살이 찌게 되는 것은 당연한 일이다.

▶운동할 때 땀을 많이 흘릴수록 살도 더 많이 빠진다?

물론 운동이 체중 감량 효과를 가져다주는 것은 사실이다. 하지만 체중 감량을 위한
운동의 관건은 지방을 얼마만큼 연소하느냐에 달려 있지 수분 배출은 상관이 없다.
지방 1킬로그램을 감량하려면 운동으로 약 7,000칼로리를 소모해야 한다. 운동 중
땀을 많이 흘린다는 것은 '일시적으로' 수분이 몸 밖으로 빠져나간다는 것을 의미
할 뿐이다. 그래서 땀을 흘린 뒤 가벼워진 듯한 몸은 물을 마시면 곧바로 원래 상태
로 돌아간다.

▶나는 물만 먹어도 살이 쪄요!

물만 마셔도 살이 찌는 체질이 있다. 사람 몸에는 지방을 축적시켜주는 알파수용체
와 지방을 분해시켜주는 베타수용체가 있는데 당연히 알파수용체가 많은 사람은
남들보다 적게 먹어도 살이 찔 수밖에 없는 것이다. 반면에 베타수용체가 많은 사람
은 똑같이 먹어도 날씬한 몸을 갖게 된다. 이를 두고 타고난 운명이라 했던가?
마찬가지로 우리 몸 전체를 놓고 봤을 때 어떤 부위는 군살이 많은 부위가 있고 또
어떤 부위는 매끈한 경우가 있는데 이 경우도 마찬가지다. 술 한 잔을 마셔도 금방
얼굴이 붉어지는 사람과 한 병을 마셔도 멀쩡한 사람의 차이가 알코올 분해효소 때
문이듯 살이 찌고 덜 찌고의 차이는 지방분해효소 탓이라고 보면 된다.
식사량을 줄이고 물만 마셨는데도 몸무게가 줄지 않는 경우, 아무리 다이어트를 해
도 빠지지 않는 살이 있다면 그건 이미 인간의 한계를 벗어난 것이니 지방흡입이나
레이저 등을 이용한 의학적 도움을 받는 것도 한 방법이다.

▶사우나를 자주 하면 살이 빠진다?

운동이나 다이어트가 실제 체중 감량으로 연결되는 데는 대략 1~2주 가량의 시간
이 걸린다. 따라서 사우나를 한 번 갔다 왔는데 체중이 바로 준다는 것은 엄밀히 말
해 체중이 준 것이 아니라 몸 안의 수분이 빠져 나간 것이다. 사우나 자체만으로 살
(지방)을 빼는 것은 어렵다.
대신 사우나에 가서 열심히 몸을 움직이고 운동을 하다보면 그 때문에 살을 조금씩
뺄 수는 있다. 시간이 지나면 인체가 저절로 필요한 만큼 수분을 다시 들여와 축적
하기 때문에 살을 빼기 위한 사우나는 아무 의미가 없다.

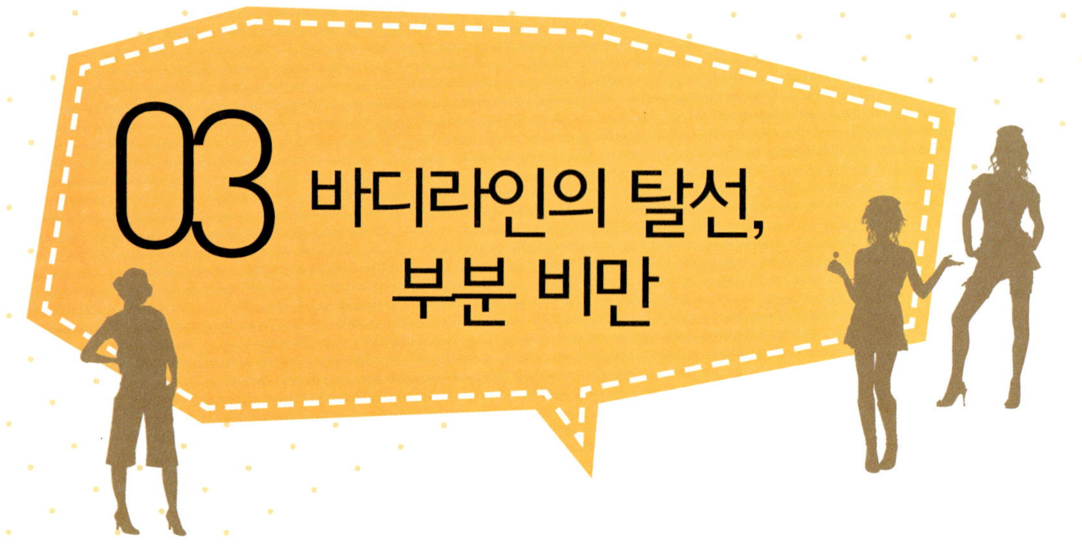

: 군데군데 자리잡은 내 몸의 군살, Why?

전체적으로 그런대로 괜찮은 몸매인데 유독 허리만 두루뭉술하다거나 또는 종아리만 코끼리 다리거나 아니면 어깨 부위, 속칭 떡대만 좋은 모습일 때 우리는 이를 부분 비만이라고 한다. 이를테면 몸 어느 한 부위에 생긴 군살을 일컫는다. 부분 비만은 얼굴의 볼과 턱을 비롯하여 가슴, 어깨, 배, 허리, 옆구리, 등, 엉덩이, 허벅시, 종아리, 발목 등 지방이 생길 수 있는 부위에서 나타나는데 여성들의 몸 콤플렉스를 만드는 주된 요인이기도 하다. 몸매를 중요시하는 요즘 젊은 여성들의 경우 이들은 단순히 몇 킬로그램의 체중 감량보다는 원하는 부분의 군살 제거와 더불어 체형 보정이 함께 이루어지길 희망한다.

전체적으로 몸이 뚱뚱한 것도 아닌데 왜 부분 비만이 생기는 걸까? 부분 비만도 전체 비만과 마찬가지로 유전적 요인과 운동 부족 등의 원인으로 인해 생성된다. 신체 중에는 살이 특히 잘 빠지는 부위가 있고, 절대 안 빠지는 부위가 있다.

이렇게 군살 중에서도 지방이 유독 밀집되어 울퉁불퉁하게 튀어나온 살들을 '셀룰라이트'라고 부른다. 체내의 수분이나 노폐물, 지방 등으로 구성된 물질이 특정 부위에 뭉쳐 있는 겔 상태로, 주로 여성들의 엉덩이나 허벅지 등에 생기며 팔, 배, 무릎 주위 등에도 발생한다. 몸 밖으로 배출되지 못해 뭉쳐 있기 때문에 피부 표면에 우둘투둘하게 나타나는데, 체형과는 상관없이 나타나고 특히 여성의 경우 출산 이후 생기기 쉽다.

셀룰라이트는 여성의 95퍼센트에게서 나타나는데, 미관상 보기 안 좋다는 문제 외에도 건강상의 문제가 있다. 국소지방의 축적뿐 아니라 섬유화, 미세 순환장애가 동반될 수 있기 때문이다. 사춘기와 임신을 겪으면서 형성되는 셀룰라이트는 허벅지에서 복부에 이르기까지 축적되는데, 유독 다이어트를 해도 잘 빠지지 않는 부위에 집중된다.

셀룰라이트는 일단 생기면 식사량을 줄이고 운동을 열심히 해도 좀처럼 없어지지 않는 바디라인 최대의 적이다. 셀룰라이트가 생기는 원인에는 여러 가지가 있는데 유전적 성향이나 갑작스런 체중 증기, 평소 식습관 등이나. 또 인체의 신진대사가 원활히지 못할 경우에도 생길 수 있다. 주로 혈액 순환 또는 림프순환이 잘 안되는 경우나 노폐물이나 수분, 독소 등의 배출이 원활히 이루어지지 않을 때 생긴다. 꽉 조이는 옷을 즐겨 입거나 과도한 스트레스를 받을 경우에도 혈액 순환이나 림프순환이 잘 되지 않아서 셀룰라이트가 생길 수 있다. 또한 동물성지방이나 당분 등을 많이 섭취하는 식습관도 셀룰라이트를 만드는 주요 요인이다. 운동이나 식이요법과 함께 마사지를 해주는 것도 셀룰라이트 부위를 완화시키는 데 도움이 되지만 그렇다고 셀룰라이트가 없어지는 것은 아니다.

운동 등의 노력만으로 해결되지 않을 때 특정 부위의 지방을 제거하기 위해 의학적인 도움을 받아야 하는 경우도 있다. 일반적으로 체중이 늘게 되면 남성의 경우 아랫배부터 살이 붙기 시작하고 여성의 경우 허벅지와 엉덩이부터 살이 붙기 시작해 아랫배, 상체, 팔, 얼굴의 순으로 진행된다. 반대로 살이 빠지는 경우에는 정 반대의 순서로 진행이 된다. 허벅지 살을 빼기 위해 다이어트와 자전거 타기 등의 운동을 시작해도 허벅지 살은 전혀 줄지 않고 볼과 팔 부위의 살이 먼저 빠지고 맨 마지막에 허벅지 부분의 살이 빠지게 되는 것이다. 그래도 이런 경우는 양호한 편이다. 본인이 포기하지만 않고 꾸준히 계속하다 보면 틀림없이 원하는 부위의 살도 빠질 수 있기 때문이다.

특정 부위에 지방세포가 과도하게 밀집해 있거나 이상 조직을 보이는 경우에는 그 순서를 가늠할 방법이 없을 뿐더러, 각각의 체형과 생활 습관, 스트레스의 강도 등에 의해서도 편차를 보이기 때문에 부분 비만에 대한 고민은 쉽게 해결되지 않는 것이다. 과도한 상체 비만으로 다이어트와 운동을 시작했는데, 상체는 변화가 없고 허벅지나 종아리 부위의 살이 빠진다면 대부분의 경우에는 중간에 포기한다.

실제로 노출이 많아지는 여름철이 되면 팔뚝이 두꺼워서 다이어트를 시작했는데 엉뚱하게 가슴만 작아진다거나, 뱃살은 안 빠지고 얼굴만 홀쭉해졌다거나 하는 등의 고민을 호소하는 사람들이 많다. 그러나 정확하게 말한다면 운동을 통해 특정 부위의 살만을 뺄 수 있는 방법은 없다. 아랫배가 축 처진 사람이 윗몸일으키기를 열심히 하게 되면 배가 들어간다. 그러나 이것은 복부 근육이 단단해지고 처져 있던 아랫배가 팽팽해지면서 일어나는 현상이다. 물론 지속적으로 윗몸일으키기를 계속한다면 피하지방도 줄어들겠지만, 복부의 지방만 제거되는 것은 아니라 온몸의 지방이 골고루 빠지게 되는 것이다.

부위별 운동 역시 그 부위의 근육을 단련시킬 수는 있지만 피하지방에는 직접적인 영향을 주지 못한다. 따라서 신체 일부분에 대한 콤플렉스가 너무도 심하여 사회생활에 많은 어려움을 느낀다면 외과적 시술을 고려해 보는 것도 한 방법일 수 있다.

: 유형별로 살펴본 부분 비만

부분 비만은 지방층이 있는 부위면 어디든 생길 수 있다. 얼굴과 목을 비롯하여 어깨와 팔뚝, 등의 상체, 배와 허리의 복부 그리고 허리와 엉덩이, 다리 등의 하체 쪽에 생긴다. 작은 얼굴에 무슨 비만이냐고 의아해하겠지만 의외로 볼이나 목의 군살 때문에 고민하는 사람들이 많다. 대개 얼굴 살은 체중과 비례하지만 유전적으로 얼굴에만 살이 많은 사람이 있다.

부분 비만 중에서 남녀 누구에게나 가장 흔한 것이 복부 쪽의 비만이다. 앞에서도 말했듯이 당뇨병, 심장병, 뇌졸중, 고혈압, 고지혈증 등의 성인병을 유발시키거나 발병율을 높인다. 복부 비만의 경우에는 피하지방이 주로 많은 '피하지방형'과 복강 안쪽 내장 사이사이에 지방이 많은 '내장 지방형'이 있다. 내장지방은 지방산을 더 많이 분비하여 혈중 콜레스트롤과 중성지방 수치를 올리며 체내 인슐린 활동을 방해한다. 엉덩이나 허벅지 부근에 위치하는 지방은 주로 피하층에 저장되는 반면 복부지방은 몸 안쪽 깊숙하게 저장된다.

이러한 지방의 체내 분포 차이는 호르몬의 영향을 받기 때문인 것으로 풀이된다. 여성의 경우 폐경기 이전에는 여성 호르몬의 영향으로 지방이 주로 둔부와 허벅지, 아랫배, 유방 등에 축적된다. 그러나 폐경 이후에는 남성과 마찬가지로 지방이 주로 복부에 축적되게 된다. 중년 여성의 복부 비만이 급격히 증가하는 것도 이러한 이유이다.

자신이 복부 비만인지, 하체형 비만인지를 알아보기 위해서는 체질량지수(BMI)와 함께 허리 · 엉덩이 비율(WHR-Waist Hip Ratio)을 측정해야 한다. 허리의 경우에는 배꼽 부위의 둘레를, 엉덩이는 가장 많이 나온 부분의 둘레를 측정해 허리와 엉덩이 둘레의 비율을 구하면 된다. 이때 남성의 경우 0.8~1.0, 여성의 경우 0.7~0.85의 범위에 들면 정상이지만 남성 1.0, 여성 0.85 이상이면 복부 비만에 해당된다.

상대적으로 젊은 여성들이 부분 비만을 호소하는 경우가 많다. 종아리가 너무 단단하다거나 유독 팔뚝이 굵어서 옷을 입는 데 지장을 받는다고 불만을 토로한다. 특히 허벅지가 너무 굵다는 호소를 많이 해온다. 여성 호르몬의 영향으로 젊은 여성들은 어쩔 수 없이 허벅지와 엉덩이 부근에 지방이 많이 몰려 있다. 그래서 유독 하체가 살쪄 보이는 여성이 많은 것이다.

더구나 허벅지는 매끈한 S라인의 핵심을 이루고 있는 부분이니 여성의 고민이 더 클 수밖에 없다. 허벅지의 경우 옆 부분이 부분적으로 나온 유형, 허벅지가 전체적으로 굵은 유형, 무릎 바로 위 앞쪽과 안쪽에 지방이 많이 있는 유형 등으로 비만의 형태가 다르게 나타난다. 이 중 허벅지의 옆 부분이 나와 있는 경우는 엉덩이와 무릎까지의 라인이 매끄럽지 못해 흡사 계단처럼 층이 진 듯 보인다.

허벅지와 더불어 엉덩이도 여성의 고민이 많은 부분 중 하나이다. 양쪽 엉덩이의 크기나 모양이 서로 다르거나 너무 처진 유형 혹은 과도하게 튀어나온 경우 등이 엉덩이 부위의 비만 유형들이다. 엉덩이 라인이 허리 라인의 맵시를 살리기도 하고 죽이기도 하므로 이 부분을 어떻게 관리하는가도 몸매의 포인트가 되는 셈이다.

노출이 많아지게 되면서 여성이 특히 신경을 많이 쓰는 부분이 팔뚝이다. 흔히 말하는 굵은 팔뚝의 경우에는 팔꿈치 윗부분에서 어깨까지 바깥쪽과 뒤쪽 부분에 지방이 많이 분포한다. 이 부분은 단단하고 치밀한 섬유질로 이루어져 있어 운동과 다이어트 등의 방법으로는 쉽게 제거되지 않는다.

종아리와 발목 역시 심술 맞은 지방과 근육으로 둘러싸여 여성들의 불만과 고민의 화살을 받는 곳이다. 특히 각선미를 만드는 중요한 요소로써 그만큼 여성들이 배끈하고 아름답게 만들기 위해 신경쓰는 부위이다.

여성들이 몸의 이곳저곳에 만들어진 부분 비만 때문에 고심하는 반면 남성들은 대체로 군살들을 숙명적인 자기 살로 받아들이는 경향이 짙다. 팔뚝이나 허벅지가 비만으로 인해 굵을지라도 대부분이 남성다움으로 여기며 그다지 신경쓰지 않는다. 그러나 남성들에게도 몸매에 대한 고민은 있다. 바로 여성형 유방과 복부 비만이다.

젊은 남성에게서 간혹 여성의 유방처럼 가슴 부분이 불거져 나온 경우를 볼 수 있다. 남성은 사춘기 때 유선 조직이 증식되면서 일시적으로 유방이 커졌다가 6~18개월이 지나면서 사라지게 된다. 그러나 이것이 사라지지 않고 남아 있는 경우가 있다. 이러한 여성 유방증의 남성들은 운동이나 식이요법을 통해 정상적인 형태로 회복시키는 것은 거의 불가능하다.

이런 경우에는 레이저 등을 이용한 지방흡입술을 고려해야 한다. 유방 조직은 유선 조직과 지방 조직으로 이루어져 있는데, 레이저를 이용한 지방흡입은 지방과 유선, 두 조직을 함께 분해하므로 일반적인 지방흡입술보다 더욱 효과적이다. 그러나 유선 조직의 경우 너무 많이 제거할 경우 문제가 발생할 수도 있으므로 반드시 숙달된 전문의의 상담과 시술을 받아야 한다.

중년 남성들 대부분이 복부 비만이다. 근래 들어 건강과 몸매를 생각해서 지방흡입을 하는 사람들도 늘고 있는 추세다. 체중을 줄이거나 매력적인 몸매를 가꾸고 유지하는 데에는 많은 노력과 시간이 필요하다. 다이어트와 운동, 외과적 수술과 약물치료 등에 대해서 논란도 많고 각각의 방법에 따른 장점과 단점도 분명히 존재하지만, 이들 방법을 적절히 병행하는 것이 가장 효과적이다. 어떤 방법이 가장 적절하고 올바른가에 대한 기준도 없을 뿐더러 개인의 취향에 따라 그 선호도 제각각이다. 그러나 분명한 것은 어느 한 가지의 방법만으로는 완벽한 몸매를 만들 수 없다는 것이다.

나는 어느 부위 비만일까?

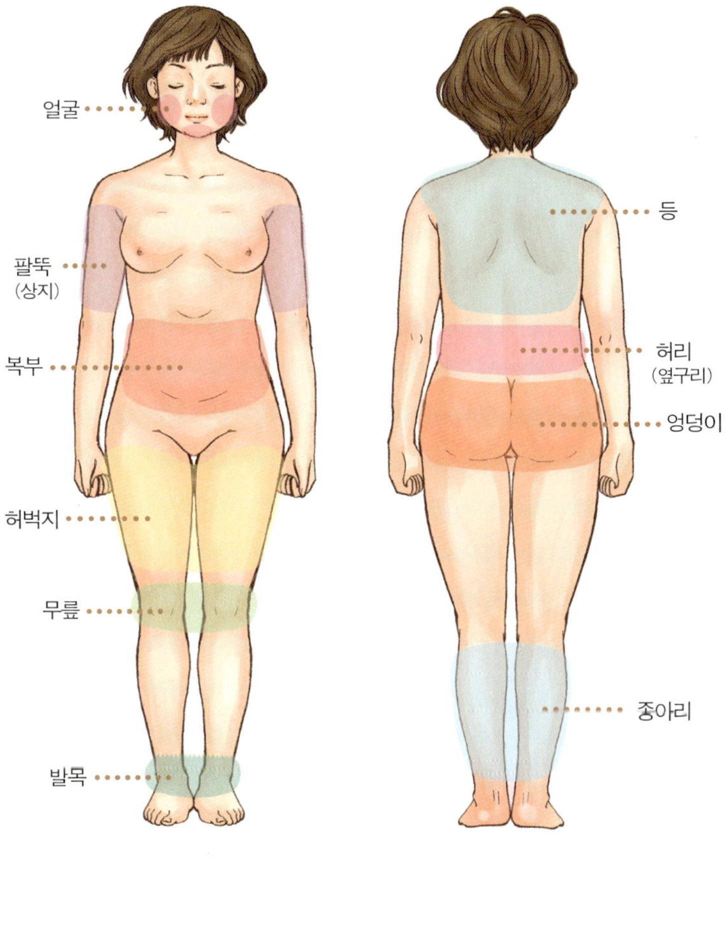

: 비만 치료 & 체형성형 치료, 이렇게 달라요

비만 치료와 체형성형 치료를 혼동하는 사람들이 많다. 단순히 '살을 뺀다' 는 생각에서 보면 비슷할지 모르지만 비만 치료와 체형성형은 완전히 다른 별개의 분야이다. 비만 치료는 과도한 체중을 줄여 각종 질병의 위협으로부터 벗어나 환자가 건강한 삶을 영위하도록 도와주는 진정한 의미의 '치료' 이다. 다이어트 등의 식이요법과 운동, 식생활 개선과 약물요법, 수술 등이 이에 속한다고 할 수 있으며 비만에 대한 치료를 게을리할 경우 자칫 생명을 잃을 수도 있는 위험한 질병인 것이다.

반면 체형성형은 비만하지 않은 사람들이 아랫배나 허벅지, 팔 윗부분의 군살을 제거하여 아름다운 몸매를 가지려는 일종의 몸매 관리 방법이다. 자기 몸 일부분의 불필요한 지방을 없애 아름다운 선을 되찾는 것이 부분 비만 치료의 목적이다. 외모에 대한 스트레스와 자신감 결여, 우울증으로 인한 사회 부적응 등을 고려한다면 '체형성형 치료' 역시 간과해서는 안 될 중요한 분야임에 틀림없다.

비만 치료나 체형성형 치료는 엄연히 다른 것이기에 치료 방법과 과정 또한 다르다. 만약 일상생활에서 접하게 되는 제한된 정보만을 믿고 표준체중 이상의 과체중인 사람이 지방흡입을 받는다거나, 정상체중임에도 불구하고 허벅지나 엉덩이 살을 빼기 위해 과도한 다이어트를 한다거나 소위 말하는 살 빼는 약을 먹는다면 성공 확률은 거의 제로에 가깝다.

자신의 상태를 정확히 측정해보고 전문의와의 상담을 통해 체중 감량을 할 것인지 혹은 체형성형 치료를 받을 것인지 아니면 두 가지 치료 방법을 병행할 것인지에 대해 계획을 세우고 체계적으로 치료를 진행하는 것이 무엇보다도 중요하다.

체형성형 치료는 유전적 혹은 환경적 요인 등으로 신체 일부분에 지방이 과도하게 축적되어 있는 경우에 행해진다. 환자 개개인에 따라 그 정도와 기준이 다르긴 하지만 무조건 체중을 줄인다고 해서 치료되지 않는다. 특히 환자가 비만인 경우에는 비만 치료를 통해 전신 비만을 해결한 뒤, 그래도 빠지지 않은 부위를 체형성형을 통하여 교정하는 것이 올바른 방법이다.

부분 비만의 경우 가장 널리 알려진 대로 지방흡입술이 많이 이루어지는데 이것은 특정 부위의 지방세포를 관을 통해 빨아내는 수술법을 말한다. 지방흡입술은 1977년 프랑스의 일루즈 박사에 의해 개발되어 처음 시도된 이후 약 40여 년의 역사를 가졌을 뿐이다. 시술 범위도 매우 광범위해서 허벅지, 엉덩이, 복부, 종아리, 팔뚝, 얼굴이나 목 부위에까지 이용되기도 한다. 외과적 수술 방법을 통해 지방과 체지방세포를 제거하기 때문에 확실하고 빠르게 효과를 볼 수 있다. 유럽에서는 1년에 25만 명 이상 시술받고 있을 정도로 이미 그 안정성이 입증된 시술 방법이다.

지방흡입술은 전신의 살을 빼기 위한 것은 아니다. 복부와 허벅지, 팔과 같이 웬만한 운동으로는 빠지지 않는 부위에 특히 효과가 있다. 최근에는 레이저 지방흡입술을 선호하는 편이다. 과거의 지방흡입술은 전신 마취를 한 상태에서 시술되었고 시술 후 출혈이나 붓기, 피부가 울퉁불퉁해지는 딤플현상 등의 후유증이 나타나기도 했다. 그러나 레이저 시술은 이러한 부작용을 최소화하고 수술 후 회복 기간도 기존의 지방흡입술에 비해 4배 이상 빠르다는 장점이 있다.

　많은 여성들은 여전히 이러한 수술에 대해 두려움과 거부감을 갖고 있다. 전문의들도 무조건적으로 수술을 권하지는 않는다. 우선은 상담을 통해 자신의 상태를 정확히 진단하고 적절한 치료법을 선택하는 것이 중요하다. 전문의와의 상담은 비만 혹은 부분 비만으로 인한 콤플렉스를 해결하고 심리적 안정을 얻는 데에도 큰 도움을 줄 수 있다고 확신한다. 병원을 선택할 때에는 전문의로서 풍부한 경험과 지식을 갖추고 있는가, 수술 부위에 따른 각각의 장비를 제대로 갖추고 있는가, 수술 후 사후 관리가 꼼꼼한가를 반드시 따져보아야 한다.

　특히 사람은 신체 반응 정도와 민감성, 치유 능력 등에 있어서 저마다의 특성을 가지고 있으므로 시술 경험과 전문 지식이 풍부한 전문의의 중요성은 아무리 강조하여도 지나치지 않다.

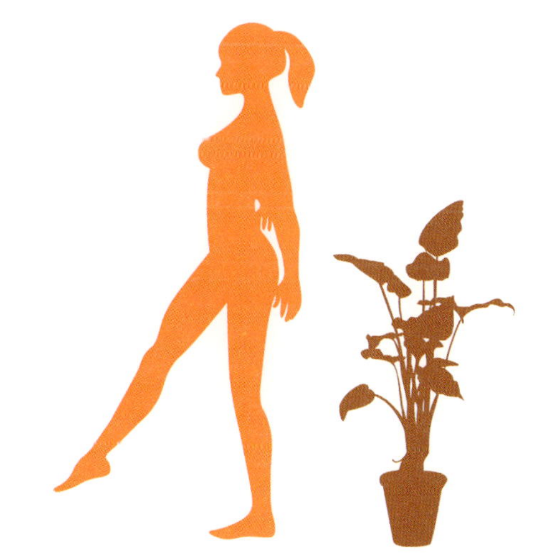

Chapter 03

얼굴만 예쁜 미인보다는 건강하고 아름다운 몸매를 지닌 미인을 선호하는 것이
21세기의 새로운 트렌드이다. 몸매에 대한 관심이 그 어느 때보다 뜨거운 요즘,
자신의 신체 부위 중 부족하거나 예쁘지 않은 부분을 교정성형을 통해
자신이 원하는 대로, 혹은 자신에게 어울리게 바뀔 수 있다는 것은 분명 매력적이다.

S - Line Story

체형성형으로 S라인 만들기

Making S-Line

장지연 · 장두열

01 아름다운 몸매로의 변신, 마법의 체형성형

: 몸매 자신감이 가져온 인생의 터닝포인트

누구나 쉽게 가질 수 있는 것이라면 아름다운 몸매가 선망의 대상이 될 수 없다. 그만큼 도달하기 어렵고 힘든 것이 아름다운 몸매이지만 일단 자기와의 싸움에서 승리하면 당당하게 누릴 수 있는 특권이기도 하다. 얼굴도 그렇지만 몸매도 선천적으로 타고난다. 그러나 후천적 노력 없이는 결코 아름다움을 유지하기 힘들다. 나이와 함께 몸도 늙어가고 또 시대 변화에 따라 사람들이 예쁘다고 하는 기준이 달라지기 때문에 늘 자신을 가꾸어 나가야 한다. 자기 절제와 노력이 필요한 것이다. 또한 시간과 경제적 여유도 있어야 한다. 들인 정성에 비례하여 아름다워지는 것이다. 하지만 세상 모든 이들의 부러움을 받을 만큼 완벽한 몸매를 가진 여성이라도 콤플렉스가 있기 마련이다. 하물며 평범한 여성들의 외모에 대한 시름은 깊을 수밖에 없다.

'허리가 좀 더 가늘었으면…' '팔뚝만 약간 가늘었다면…' '종아리가 더 미끈했다면…'

아무리 운동을 해도 뱃살은 빠질 기미도 보이지 않고 거금을 들여 고급 옷을 구입했지만 입어도 옷태가 나질 않으니 외출 준비를 포기하고 그냥 집에 눌러앉아 본 경험은 여성이라면 한 번쯤 있을 것이다. 심한 경우 우울증에 빠지기도 하며 성격 장애를 불러오기도 한다. 콤플렉스는 열등감을 낳고 열등감은 자신감을 상실하게 만들어 사회생활이나 대인관계에 악영향을 끼칠 수도 있다.

운동이나 의학의 힘으로도 어쩔 도리가 없는 일도 많다. 짧은 걸 늘린다거나, 너무 긴 걸 줄이지는 못한다. 그러나 자신의 지금 체형에서 최대한 아름다움을 찾을 수는 있다. 그것이 중요하다. 영화 '미녀는 괴로워'의 여자주인공 한나가 만약 자신의 뚱뚱한 몸을 운명처럼 받아들이고 평생 열등감을 가슴에 품은 채 살아간다면 그녀의 삶은 어떻게 될까? 체형이 쉽게 변하는 건 아니다. 그러나 치열한 자기 노력이든 의학의 도움을 받아서든 원하는 체형을 얻게 되고 콤플렉스를 해결하게 된다면 분명 또 다른 세상을 경험하게 될 것이다.

나도 할 수 있고, 될 수 있다는 희열과 자신감은 S라인 몸매보다 더 큰 보상이다. 직접 시술을 담당한 의사 역시 마찬가지이다. 환자들이 그토록 원하던 몸매를 갖게 되고 혹은 자신들을 오랫동안 괴롭혔던 콤플렉스와 고민거리들을 해결하고 기뻐하는 모습을 보면 체형 전문의로서 보람과 행복이 밀려든다.

근래에 내원했던 부분 비만 환자 중에서 기억에 남는 사람이 있다. 학창시절 외모는 전혀 신경 쓰지 않고 공부에만 열중하여 자신이 바라던 방송국 프로듀서의 꿈을 이룬 K양이다. 꿈을 이룬 기쁨도 잠시, 예쁘고 잘생긴 사람들만 모인다는 방송국에 입사하면서부터 그녀는 남몰래 가슴앓이를 해야 했다. 공부할 때는 잠시 숨길 수 있었던 콤플렉스가 사회생활을 시작하며 그녀를 점점 위축되게 만든 것이었다. 바로 허리에서부터 다리까지 이어진 하체 비만 때문이었다.

엉덩이부터 발목까지 꽉 끼는 스키니 스타일은커녕 헐렁한 바지로 몸매 가리기에 급급했고 그런 옷차림을 하고 얼굴에 화장할 마음도 생기질 않아 늘 맨얼굴로 다녔다고 했다. 남 앞에 나설 용기도, 자신감도 점점 사라져 결국 일할 의욕도 생기지 않을 즈음에 영화 '미녀는 괴로워'를 보고는 마침내 큰맘 먹고 병원을 찾았다고 한다.

지방흡입 시술이 끝나고 한 달 만에 찾아온 그녀는 전혀 다른 사람이 되어 있었다. 몸에 달라붙는 원피스를 입고 두꺼운 안경으로 가려졌던 얼굴은 곱게 화장이 되어 있었다. 이전의 그녀가 맞나 하는 의심이 생길 정도였다. 정말 예뻤고 행복해 보였다.

"선생님! 다른 세상을 사는 기분이에요. 정말 고맙습니다. 그리고 이번에 큰 프로도 맡았어요."

자신감과 만족감이 생기니 인생을 살아갈 힘이 나고 일할 의욕이 솟는 건 너무나 당연한 일이다. 이렇듯 몸의 변신은 남에게 보여주기 위한 것만이 아니다. 자기 자신을 변화시키고 인생마저 바꿀 수 있는 기분 좋은 터닝 포인트가 될 수 있는 것이다.

: 왜 체형성형인가?

체형은 선천적으로 타고난 신체조건이면서 평소의 자세나 식습관 등의 생활 습관 등에 의해 조금씩 바뀌어 간다. 몸의 군살은 스트레스나 특정 호르몬의 분비와 생활 환경의 변화로 지방조직이 특정 부위에 과다하게 축적된 상태로 아무리 시간과 정성을 들여 노력해도 빠지지 않는다. 체형성형은 이러한 몸의 군살들을 건강을 해치지 않는 범위 내에서 해결함으로써 아름다운 몸매를 만든다. 즉, 의학적인 접근법을 사용하는 미용 교정술인 것이다. 요즘 체형성형이 각광 받는 이유는 무엇일까?

무엇보다 자신이 원하는 몸매를 만들 수 있기 때문이다. 얼굴만 예쁜 미인보다는 건강하고 아름다운 몸매를 지닌 미인을 선호하는 것이 21세기의 새로운 트렌드이다. 몸매에 대한 관심이 그 어느 때보다 뜨거운 요즘, 자신의 신체 부위 중 부족하거나 예쁘지 않은 부분을 교정성형을 통해 자신이 원하는 대로, 혹은 자기에게 어울리게 바뀔 수 있다는 것은 분명 매력적이다.

짧은 기간에 큰 효과를 얻을 수 있다는 점도 체형성형의 장점이다. 몇 달, 몇 년 간 아무리 운동을 해도 빠지지 않는 군살을 단기간에 확실히 제거하여 자신이 원하는 몸매 라인을 갖게 된다는 점이다.

또한 생각보다 시술이 안전하고 간편하다. 부작용을 최소화한 시술법이 등장하고 안전성을 검증받은 약물과 기기를 사용하기 때문이다. 또한 회복 기간도 줄어 단기간 내에 효과를 볼 수 있다는 점이 체형성형을 대중화시키는 데 크게 기여하고 있다.

요요현상이 덜하다는 점 역시 체형성형을 선택하게 하는 주된 이유 중 하나이다. 오랜 동안 온갖 고통과 역경을 이겨내고 마침내 살을 뺏건만 불과 며칠 사이에 다시 군살이 차오를 때의 기분이란 겪어 보지 않은 사람은 모른다. 체형성형은 지방흡입과 레이저 등의 복합 치료로서 지방 세포를 파괴, 비만의 원인까지 제거하여 요요현상이 기존의 비만 치료보다 훨씬 덜하다.

왜 점점 더 많은 사람들이 체형성형을 선택하는지, 그 이유로 놀랍게도 시술자 대부분의 만족도가 아주 높다는 사실을 들 수 있다. 시술 부위에 따라 다르지만 대부분은 시술 직후 즉시 눈으로 직접 효과를 확인할 수 있는데 대부분의 환자들이 아주 만족감을 표시한다. 체형성형은 자기 자신에 대한 만족감과 자신감을 회복하여 적극적으로 생활해 나가게 만들어주는 마음 성형의 역할까지 하는 것이다.

●●● 　지난 봄, 복부와 팔뚝 부위에 지방흡입술을 한 환자입니다. 아무리 화장품이 효과가 좋아도 후기 같은 건 잘 안 남기는데 진짜 기분이 좋아서 이렇게 글 올립니다. 그동안 늘 불룩한 복부와 두꺼운 팔뚝 때문에 입고 싶은 옷도 못 입고 정말 제 몸매 때문에 속상했었습니다. 변하고 싶었습니다. 달라져서 나도 예전의 처녀시절 몸매로 돌아가고 싶었습니다. 그리고 용기를 내어 수소문도 하고 인터넷에 돌아다니는 시술 후기들을 보며 지방흡입에 대해 알아보았습니다. 불만족스러운 경우도 많고 잘되었다고 만족하기도 하지만 막상 제가 하려고 마음먹으니 믿을 만한 곳이 없었어요.

평소 겁이 많은 저이기에 정말 우려 반 걱정 반 속에 결국 수술을 받았습니다. 듀얼 레이저 수술은 정말 한 번에 끝났고 흉터도 거의 없습니다. 붓기가 없으니 일하는 데 지장이 없어 너무 만족스럽습니다. 허리 34사이즈에 정말 드럼통 같은 몸매에 하마 뒷다리만한 팔뚝은 저에게 고통과 좌절만 안겨주었는데 그런 제가 이렇게 완전히 변신할 줄이야 아직도 믿기지 않습니다….

―37세 강지연, 디자이너

●●● 　저 같은 경우에는 이중턱 때문에 항상 고민이었습니다. 얼굴도 둥글둥글한데다가 굴곡이 없어서 거울 볼 때마다 호빵 같나고 생각했습니다. 게다가 사진을 찍으면 이중턱이 고스란히 나온다는 것도 고민이었죠. 안 그래도 살쪄서 스트레스인데 목살 때문에 몸까지 더 뚱뚱해 보인다는 오해까지 겹치니 억울함이 하늘을 찔렀습니다. 3주 전쯤에 목살을 지방흡입을 했어요. 수술 다음날 얼굴에 감은 붕대를 풀었고 일주일까지는 목살이 늘어진 건지 처진 건지 적잖이 고민도 하였는데 지금은 사람들이 왜 이렇게 살이 빠졌냐며 얼굴

이 예뻐졌다고, 만나는 사람마다 한마디씩 합니다.

그리고 꾸준히 탄력 관리를 받지 못해서 수술 효과가 나타나지 않을까 걱정하시는 분들이 있던데 그런 걱정 안 하셔도 됩니다. 저도 사실 2주차부터 일이 생겨서 관리 받으러 못 갔는데 괜찮더라구요. 흉터도 전혀 안 남았습니다. 제가 사실 여기저기 지방흡입을 하였는데 최고의 효과를 거둔 것은 이중턱이었습니다. —김민아(22세), 대학생

● ● ●　　　정말 간단히 결론만 말씀드리자면, 허벅지 지방흡입술 후 허벅지 치수가 많이 줄었습니다. 덕분에 굵은 허벅지 때문에 허리 사이즈보다 크게 입어야 했던 바지 사이즈도 4센티미터 정도 줄여 입게 되었답니다. 소위 '저주받은 하체'여서 정말 제발 허리 사이즈에 맞는 옷을 입을 수 있기를, 그리고 제발 치마를 마음대로 입어볼 수 있기를 얼마나 원했는지 몰라요.

허벅지 수술을 받고 나서 슬슬 사이즈가 줄게 되니까, 전에는 잘 안 보이던 종아리가 다시 눈에 들어오더라구요. 사람의 욕심이란 끝이 없다더니…. 그래서 종아리 지방 융해술로 주사 맞고 레이저로 지방을 녹여내는 치료를 받았습니다. 제가 근육형 종아리라서 지방을 제거한다고 해서 그렇게 큰 효과는 없을 거라고 생각했었는데 종아리가 전보다 1.5센티미터 정도 줄었어요.

예전에는 자기 자신을 제어하지 못해서 살이 찌는 것이라고 생각했고 특히 지방흡입처럼 인위적인 방법에 의존하여 살을 빼는 것에 상당히 부정적이었습니다. 그래서 다이어트를 반복할 때마다 더욱 자책만 했었구요. 그런데 막상 시술을 받아 보니 생각보다 무섭거나 아프지 않았구요, 만족도도 큽니다. 수술이 자극제가 되어서 사이즈가 줄어드는 게 눈에 보이니까 운동이나 식이요법도 더 열심히 하게 되었구요. —이지연(가명, 29세) 방송국 PD

●●● 　　　방송 쪽으로 취업을 준비하고 있는데 통통한 얼굴과 두 턱이 정말 너무도 콤플렉스였어요. 지금까지 얼굴 살 빠진다면 안 해본 게 없을 정도입니다. 비싼 경락도 하고, 카복시와 고주파 시술도 병행해서 해보고, 볼살 주사까지…. 근데 정말 효과가 하나도, 정말 하나도 없었어요. 안 되겠다 싶어서 마침내 수술을 결심했습니다. 불확실한 방법들로 조금씩 돈 낭비하느니 좀 비싸더라도 확실한 방법이 좋겠다 싶어서요. 사실 이것저것 하느라 들인 비용 계산하면 시술 비용보다 훨씬 더 나옵니다.

턱이랑 볼 지방흡입과 슬림 리프트를 같이 하고 지방용해술 세 번 해서 한달이 다 되어가는 지금, 짜잔! 턱 지방흡입은 처음에 했을 때는 효과를 잘 모르겠더니 붓기가 빠지고 시간이 지나니까 차츰 윤곽이 드러나는데 정말 놀랍더라구요. 그동안 숨어 있던 제 갸름한 턱선을 보는 즐거움은 날마다 감동입니다. 너무 급하게 생각하시면 안 될것 같아요. 하지만 확실히 효과는 있는 것 같습니다.

슬림 리프트는 세 달 정도 지나야 녹은 지방이 다 빠진다고 하던데 아직 한 달 밖에 지나지 않아 잘 모르겠지만 그래도 슬슬 효과가 나타나는 듯합니다. 지방용해술과 병행하고 있어서 효과는 더욱 크다고 하네요. 볼 살, 턱 살 때문에 그동안 했던 마음고생 전부 날려버리고 지금은 열심히 방송 일 준비만 하고 있답니다. **—김현미(가명 23세) 방송 관련 취업 준비생**

●●● 　　　굵고 실한 하체 내문에 바지도 치마도 입기 싫은 심정 이해나 하실까요? 매일 반복되는 일상에 또 대학원 수업에 운동이라는 숨쉬기 운동밖에 모르던 제가 마지막이다 싶어 헬스클럽 등록해서 일주일 내내 4개월 동안 다녀봤지만 살이 빠지기는커녕 종아리만 더욱 딴딴해졌습니다. 사실 저주받은 하체를 어떻게 해보려는 건 남자친구 때문만은 아닙니다. 제 자신 스스로가 너무 싫고 또 불편하기 때문이었습니다. 결국 의술의 힘을 빌리기로 했습니다.

• 허벅지: 많이 아플까 걱정했는데 수술 후 2~3일 정도 실밥과 압박복 때문에 화장실 가는 게 불편해서 그렇지 저는 괜찮았습니다. 2개월 지나 사진을 보니까 차이가 확 보이더라구요. 사후 관리 동안 처방전을 받아 약을 먹었고 지금은 청바지 25사이즈도 벨트를 안 하면 슬슬 내려갑니다.

• 이중턱: 조금 당기는 느낌이랄까? 그거 외엔 아픈 거 없었습니다. 3개월 지난 지금 남들이 V라인 됐다고 합니다.

• 무턱: 턱이 좀 들어가 있던 편이라 보형물이나 턱 자체를 당기는 쪽으로 생각하고 있었는데 자가지방이식이 있다는 걸 알고 함께 하기로 결정했습니다. 마취 때문에 잠깐 감각 없는 것과 시술시 뻑적지근한 것 외에 붓기도 없고 일상생활이 바로 가능합니다.

• 볼 살: 어렸을 때 별명이 둘리였어요. 날카로운 얼굴이 소원이었는데 레이저 지방용해술로 갸름해졌어요. 손으로 볼 살을 그렇게 모아 쥐면 달걀 하나가 나왔는데 주사 5회 맞은 현재 메추리알로 변했네요. 주사 맞고 얼굴이 장난 아니게 붓습니다. 아픈 건 주사바늘 들어갈 때 따끔한 정도이고 대여섯 시간은 지나야 완전히 붓기가 가라앉는 것 같더라구요. 지방용해술은 간단하고 바로바로 차이를 느낄 수 있어 좋았습니다.

• 점: 얼굴 점 빼야지 하는 생각만 하다가 병원에 간 김에 빼 버렸습니다. 마취 안 해서 따끔할 거라 했는데 뭐 이 정도면 정말 말 그대로 따끔한 정도입니다. 지금은 인공피부라고 하는 밴드 같은 걸 붙이고 있는 상태이구요.

당연히 비용이 가장 큰 문제였지만 평생의 소원을 풀었으니 하나도 아깝지 않습니다. 바지를 입어도 치마를 입어도 슬림해진 제 하체를 보면 성날 춤이라도 추고 싶은 마음입니다. **—한슬기(31세), 교사**

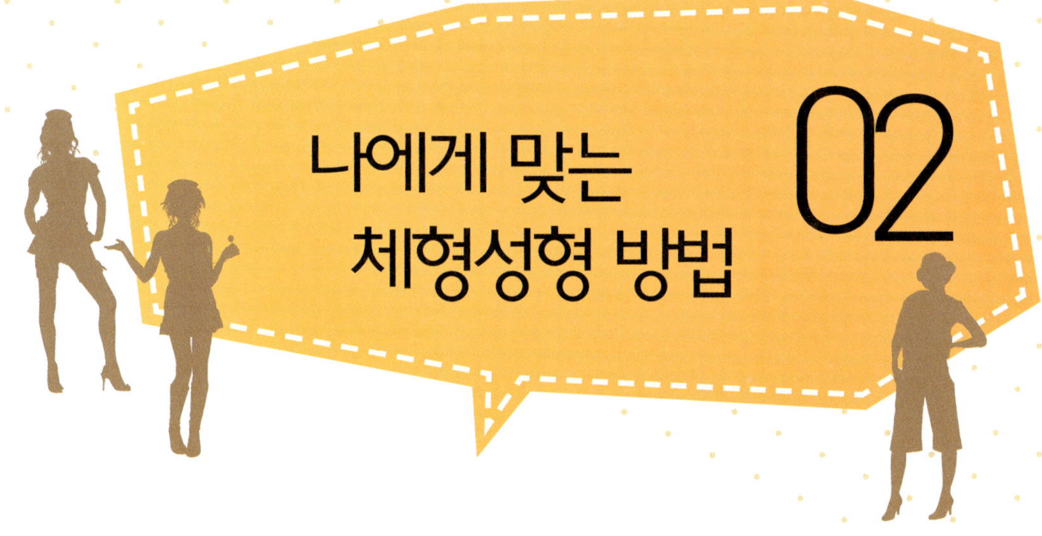

　얼굴 중심의 미용성형만큼이나 체형성형에 대한 종류와 방법이 급속도로 진화를 하고 있다. 좀 더 안전한 방법으로 더욱 만족할 만한 효과를 얻기 위해 앞다투어 새로운 약물과 장비가 개발되고 시술 방법도 계속하여 발전하고 있는 것이다. 무조건적이고 획일적인 체형성형 시술 방식에서 벗어나 환자 자신이 직접 본인한테 맞는 방식을 선택하여 시술받을 수 있는 시내가 온 것이다.

　체형성형 치료는 크게 수술서 요법과 비수술적 요법이 있다. 전통적으로는 체형을 아름답게 하는 의학적인 방법으로는 지방흡입 수술로 대표되는 수술적인 방법이 유일하였으나 근래에는 수술을 하지 않고 체형을 아름답게 하는 비수술적 요법이 발전되고 있다.

: 수술 없이 바디라인을 바꾼다 (비수술적 요법)

비수술적 요법은 운동이나 다이어트를 열심히 하여도 유적적인 요인으로 국소지방이 줄지 않을 때 주사나 장비를 이용하여 여간해선 줄지 않는 지방층이 보다 잘 빠지도록 도와주는 방법이다. 사람마다 갖고 있는 부분 비만의 원인과 정도가 제각각 다르므로 각자 자기에게 맞는 치료법을 정하여 시술받도록 해야 한다. 어떤 치료법이든 보다 좋은 효과를 기대하기 위해서는 규칙적인 운동과 식사가 반드시 동반되어야 한다.

비수술적인 방법은 크게 두 가지로 나누어 볼 수 있다. 주사요법과 장비를 이용하는 방법이다. 주사요법은 언론에서 문제 삼아 다루었던 일명 '살 빼는 주사'이다. 아미노필린을 주성분으로 하는 지방분해 주사가 대표적인데 국소지방의 분해에 좋은 효과를 보이고 있다. 이외에도 메조테라피, 에이치피엘(HPL) 주사 등 다양한 주사약물로 국소지방을 줄이기 위한 시도들이 이루어지고 있다. 하지만 그 효과에 대하여는 이론적인 근거는 있어도 안전성과 임상 결과들에 대하여는 보다 많은 연구들이 이루어져야 한다. 향후에도 안전하고 효과적인 그리고 국민들이 손쉽게 접근할 수 있는 주사요법들이 개발되고 등장할 것으로 보인다.

장비요법은 서양에서 국소지방이 과다하게 축적되어 생긴 셀룰라이트를 치료하기 위하여 개발된 장비들이 사용된다. 종류로는 엔더몰러지, 초음파 지방분해기, 고주파를 이용한 지방분해기, 탄산가스를 이용한 카복시테라피 등이 대표적이다. 최근에는 저준위 레이저를 이용한 지방용해술, 체외 충격파치료기 등이 선보이고 있다.

이러한 비수술적인 요법들의 단점은 한 번의 치료로 빠르고 급격한 치료 효과를 기대할 수 없다는 점이다. 신체 중 지방층이 얇은 종아리나 발목 등은 1회 시술만으로 효과를 볼 수 있으나 다른 부위는 지속적인 치료와 운동, 식이요법 등을 병행해야 한다. 주사의 경우 일주일에 2~3회 정도를 치료하고 레이저 지방용해술의 경우 일주일에 1회 시술하며 4~8차례의 치료가 필요하다. 시술 시간이 많이 걸리지 않고 외형상으로도 표시가 나지 않아 일상생활을 하면서 체형 관리를 하는 사람들에게 호응을 얻고 있다. 하지만 시술 후 3개월이 지나야 완전한 효과를 볼 수 있는만큼 꾸준히 시술받으면서 자기 관리를 하는 인내심이 필요하다.

주사를 이용한 국소지방분해

아미노필린을 주성분으로 한 지방분해 주사, 메조테라피, 에치피엘 지방분해 주사 등 다양한 주사약물을 사용해 국소지방의 분해에 좋은 효과를 보이고 있다. 지방용해 주사는 국소지방의 대사 과정에 작용하여 지방의 가수분해를 촉진시키는 특성이 있어 최근 국소비만의 치료에 사용되어지기 시작했다. 주로 다이어트나 운동으로도 지방분해가 잘 되지 않는 허벅지, 엉덩이, 복부, 옆구리, 안면부의 국소지방에 주사해 지방세포를 부분적으로 줄여주는 효과를 가지고 있다 .

최근에는 메조테라피가 국소지방의 축소 및 셀룰라이트의 치료에 이용되고 있다. 메조테라피는 1932년 프랑스의 닥터 피스트가 처음으로 소개한 이래, 미국을 포함한 유럽, 남미, 아프리카 등 20여 개국에서 많은 인기를 모으고 시행되고 있는 요법이다. 현재 부분 비만 관리나 셀룰라이트 치료와 노화된 피부, 주름, 피부 톤 개선을 위한 치료, 탈모 치료에 주로 이용된다. 특수 주사바늘과 메조건이라는 특수장비를 사용하여 시술하므로 통증이 거의 없고 국소적인 대사 증진을 통해 지방 조직의 크기를 감소시킨다. 시술 목적에 따라 4~5가지의 약물을 혼합해 배, 팔뚝, 허벅지 등 국소 지방이 있는 부위에 소량을 주사하는데 특히 혈액 순환을 촉진해 지방분해와 배출을 돕는 역할을 한다. 적은 양의 약물을 사용하므로 경제적이고 전신 부작용이 나타나지 않는다는 장점이 있다.

장비를 이용한 체형 관리

동양인과 달리 서양인들은 지방 섭취량이 많아 국소지방이 과다하게 축적되어 일명 셀룰라이트라는 것이 생긴다. 이러한 셀룰라이트를 치료하기 위하여 서양에서 개발된 장비들이 많은데 대표적으로는 엔더몰러지, 초음파 지방분해기, 고주파를 이용한 지방분해기, 탄산가스를 이용한 카복시테라피 등이 있다. 최근에는 저준위 레이저 지방분해, 체외 충격파치료기 등이 선보이고 있다.

카복시테라피는 피부조직 재생 용도로 쓰이다 최근 들어 지방 감소를 목적으로 사용되기 시작했다. 이 방법은 인체에 무해한 의료용 이산화탄소 가스를 짧고 가는 바늘을 통해 피부 및 지방층에 주입하는 시술로 유산소 운동과 비슷한 효과를 낸다.

레이저 지방용해술은 지방의 가수분해를 촉진시키는 약물과 어코니아 레이저로 이루어져 있다. 약물의 주된 성분은 저등장성 용액과 지방용해를 촉진하는 약물들이 주요 성분이다. 이 용액이 피하지방층에 들어가게 되면 삼투압 현상에 의해서 지방세포는 부풀려지고 뭉쳐 있던 지방세포들은 서로 격리되게 된다.

이때 레이저를 조사하게 되면 지방의 분해와 용해가 더욱 강력하게 일어나게 된다. 레이저 지방용해술의 경우는 용해된 지방은 임파관을 통하여 흡수되고 콩팥을 통하여 노폐물로 배출된다. 레이저 지방용해술은 아주 안전한 것이 장점이다. 기존의 초음파를 이용한 방법은 세포를 파괴한다든지 하여 인체에 유해한 작용을 하지만 레이저는 인체에 전혀 해가 없으며 오히려 손상으로부터 빠른 회복을 촉진시켜준다.

이 시술은 지방이 과다하게 축적되는, 거의 모든 부위가 치료의 대상이 될 수 있다. 하지만 팔, 겨드랑이, 종아리, 옆구리, 허벅지 외측, 복부 등 부분적인 지방 축소에 아주 탁월한 치료 효과를 보인다. 장점으로는, 피부 바로 밑의 지방세포까지 용해, 흡수함으로 늘어진 피부나 처진 피부를 수축시켜 피부를 교정하는 데 좋다. 또한 회복이 빨라서 얼굴이나 팔, 종아리, 옆구리 등에서 피부의 절개를 원하지 않거나 사회생활에 바쁜 사람에게 권할 수 있는 방법이다.

부분적인 지방제거 방법으로 수술은 아직까지는 빠른 효과를 볼 수 있는 가장 좋은 방법이이라고 할 수 있다.

하이드로 리포크라시아는 특수 지방분해 용액을 주입한다는 점에서 HPL요법과 유사하지만, 저출력 레이저 대신 3메가헤르츠의 초음파를 이용하여 지방세포를 파괴시키는 요법이다. HPL요법과 마찬가지로 지방이 과다하게 축적되어 있는 모든 부위가 치료 대상이며, 용해시킨 지방에 엔더몰로지를 이용하면 보다 효과적인 치료가 가능하다. 시술 시간이나 유의할 사항 등은 HPL요법과 비슷하다고 보면 된다.

엔디야그 레이저를 이용한 지방세포 파괴술은 흉터가 생기지 않는 매우 가는 주사바늘 구멍으로 레이저 광섬유 파이버를 삽입하여 지방세포막을 파괴하는 시술을 통해, 그 안에 있던 지방산들이 세포 밖으로 나와 혈액과 림프관을 통해 배출되게끔 하는 치료 방법이다. 매우 가는 관을 사용하기 때문에 시술 후 흉터가 남지 않는다. 지방막을 깨뜨리면서 조사된 레이저 열이 피부 주변 조직에 영향을 주어 콜라겐 엘라스틴 같은 재생물질 합성을 활성화시킨다. 이런 영향으로 지방흡입 후 생겨나는 피부의 울퉁불퉁함이 없어지고 피부에 탄력이 생기도록 해준다. 시술 직후에는 약간의 부종이 있을 수 있으며 3주 후부터 효과가 나타나 3개월까지 지방세포의 감소가 진행된다. 파괴된 지방세포가 흡수될 때까지는 약 6개월 정도에 걸쳐 효과가 천천히 나타나게 된다.

체외충격파 지방세포 파괴술이란 초음파의 일종인 체외 충격파를 이용해서 초음파의 주기적인 진동으로 피부 속 15밀리미터의 지방세포막을 파괴하는 시술이다. 요로결석의 치료에 사용되는 체외초음파 쇄석술(ESWL)이 신장에 생성된 돌을 정조준 하여 주변 장기의 손상 없이 선택적으로 파괴하는 것과 같은 원리이다. 다른 부위에는 손상을 입히지 않으면서 선택적으로 지방을 파괴하는 장점이 있다.

: 빠르고 간편하게 아름다운 몸매를 만든다 (수술적 요법)

지방흡입술

수술적 요법 중에서 대표격이라 할 수 있는 지방흡입 수술은 지방을 몸 밖으로 제거하기 때문에 빠른 효과를 기대할 수 있다. 유럽 등지에서는 2005년 통계로 보면 1년에 25만명 이상 시술 받고 있을 정도로 그 안전성이 많이 향상되었다. 그렇지만 그 중 15퍼센트 이상이 피부 표면의 울퉁불퉁해짐, 피부 착색 등의 부작용이 보고되고 있어서 경험 있는 전문가와 충분히 상담하고 수술을 결정하여야 한다.

적당한 다이어트와 운동은 모두가 인정하고 권장하는 비만 해결법이다. 그러나 굶거나 저열량식의 다이어트로는 지방세포의 크기를 줄일 수는 있겠으나 지방세포의 숫자는 변함이 없기 때문에 요요현상으로 다시 살이 찌기 쉽다. 또한 원하는 부위의 피하지방을 선택적으로 줄이기 힘들며 효과를 볼 수 있는 부위 역시 제한적이다. 내장지방이 많은 복부에는 효과가 크지만 팔뚝, 엉덩이, 허벅지 등 피하지방이 많은 부위는 그 효과가 적을 수 있다. 운동과 다이어트로 체중 감량을 할 경우에는 원치 않는 부위의 살이 빠질 수도 있다. 가슴이 작아진다든지 얼굴 살이 너무 빠져 체형이 외소해지는 경우가 많은데 이는 가장 빼고 싶은 부위의 살들은 대개 가장 늦게 빠지기 때문이다.

이에 반해 지방흡입술은 피하지방제거가 목적이다. 지방흡입은 부분적인 식이요법이나 운동으로 빠지기 힘든 부위의 지방을 제거해서 몸매를 다듬어주고 지방세포의 수 자체가 줄어드는 것이기 때문에 요요현상을 최소화한다. 다량의 지방을 직접 뽑아내는 것이기 때문에 눈에 보이는 효과가 뛰어나며 일단 빼낸 지방 부위만큼은 다시 생기지 않는다는 것이 장점이다. 시술 가능한 범위도 넓어 부위별 비만은 물론, 전신 비만 치료에도 유용하다.

특정한 부위에 과도하게 축적된 지방을 흡입하여 아름다운 체형을 만들기 위한 교정 시술로써 전 세계적으로 가장 많이 행해지고 있는 체형 성형 방법이다. 그러나 지방흡입술은 여러 다이어트나 약물요법 후 마지막에 하는 선택이라고 볼 수 있다.

아무리 운동을 하고, 약물을 투여해도 꿈쩍도 않는 지방제거에 탁월한 효과를 보이고 있다. 대개 아이를 출산한 여성, 운동이 거의 불가능한 직장인이 주로 하는데 근래 들어서는 빠르고 간편하게 몸매 라인을 찾고자 하는 여성들의 주로 시술받고 있다.

지방흡입술은 초기에 전신 마취 상태에서 시행되어 출혈 등의 위험성이 있었는데 1979년에 투메센트 용액을 이용한 부분 마취가 처음으로 도입되면서 획기적인 발전을 이루게 되었다. 수술의 위험성은 거의 사라졌지만 수술 후에 멍이 든다든지 붓기(부종), 특히 피부가 울퉁불퉁해지는 현상은 지금까지 숙제로 남아 있었다. 재수술의 주된 원인은 수술받은 부위가 울퉁불퉁해지는 것 때문이다.

의료진들은 이러한 문제를 해결하기 위해 수술 전후로 초음파를 이용하기도 하고 엔더몰러지 등의 기기로 이러한 부작용을 최소화시키기 위해 많은 노력을 기울였지만 여전히 많이 미흡한 실정이다.

환자들을 상담하다 보면 대부분 지방흡입술에 대해 우려를 나타낸다. '수술 후에 아프지 않은가', '안전한가', '지방을 제거하고 난 부위의 피부는 늘어지지 않는가' 혹은 '수술 부위가 색깔이 변하는 등의 착색 현상이 일어나지 않느냐' 하는 것들이다. 그러나 레이저 등의 조사를 병행하는 등 새로운 방법들이 속속 등장하여 부작용 발생이 현저히 줄고 있다.

지방흡입술의 시술 시간은 의외로 짧다. 방법 또한 간단하디. 먼저 지방을 흡입해 낼 얇고 긴 관이 통과할 정도의 흡입구를 정하여 절개한다. 절개된 곳을 통해 지방용해가 쉽게 이루어지도록 특수 용액을 주입한다. 그런 다음 지방을 흡입해 내는데 지방량은 환자의 상태에 따라 다르다. 지방을 흡입해 낸 후에는 절개한 부위를 봉합함으로써 수술은 끝이 난다.

수술 후 바로 움직일 수 있으며 많은 양의 지방을 제거하기 때문에 체중 감량에도 어느 정도 효과가 있다. 하지만 지방흡입의 본래 목적은 다이어트나 운동으로 날씬해지기 어려운 부위를 개선해 전체적으로 균형 잡힌 바디라인을 만드는 것이다. 무엇보다 지방흡입은 단순히 지방을 빼는 일차적인 시술 외에도 얼마나 골고루, 얼마나 정교하게, 얼마나 정확한 양을 안전하게 뽑느냐는 것이 관건이다. 때문에 의사의 풍부한 시술 경험과 함께 기술력, 미적 감각이 지방흡입의 성공 여부를 결정짓는 중요한 요인이 된다.

: 레이저와 지방흡입을 통해 단기간에 몸짱 되기 (병행 요법)

레이저를 이용한 지방흡입 수술은 최근 부분 비만 치료 방법으로 각광받고 있다. 지방흡입 수술의 부작용인 피부의 울퉁불퉁해짐 등을 95퍼센트 이상 개선시킴으로써 투메센트 마취 방법과 더불어 지방흡입술에 있어 혁명적인 발전을 이루고 있다.

지방을 빼려는 부위에 마취약을 넣은 후 10~12분 정도 수술 부위에 레이저를 쏘아 지방을 녹임으로써 안전하고, 효과적으로 지방을 제거하는데, 최대 1.4밀리미터 두께의 얇은 피부, 지방, 근육, 조직 등을 파괴한다. 지방세포의 세포벽을 파괴해 지방을 용해시키고 파괴된 지방세포를 배출하게 함으로써 지방흡입으로 처진 피부의 탄력을 회복시켜준다.

차세대 지방흡입술이라고 불리는 레이저 지방흡입술은 미국 FDA의 승인을 받은 레이저를 이용함으로써 그 우수성과 안정성을 인정받고 있다.

레이저 지방흡입술은 외부에서 저준위 레이저를 쪼여 지방세포막을 파괴하고 녹이는 역할을 한다. 몸 안의 지방을 레이저로 녹여 지방세포를 액체 상태로 만든 후 흡입하기 때문에 지방을 파괴시키지 않는다. 시술시 출혈이 적고 기존의 지방흡입술과는 달리 수술 후 회복 기간이 4배가량 단축되었으며, 기존의 지방흡입술에서 나타났던 통증이나 부종, 멍, 수술 후 움푹 파이는 현상 등의 부작용이 거의 없다.

또한 기존의 지방흡입술로는 큰 효과를 보지 못했던 옆구리나 남성의 가슴 등 섬유질이 많은 부위에도 탁월한 효과를 보여주고 있다. 게다가 몸 밖으로 지방을 제거하기 때문에 빠른 효과를 기대할 수 있다.

닥터 네이라는 2000년부터 2002년까지 700명의 환자를 대상으로 레이저 지방흡입 수술을 한 결과, 기존의 지방흡입 수술과 달리 회복 기간이 4배 이상 빠르며 수술 후의 불편함이나 부종, 멍, 통증이 거의 없었다고 발표하였다. 피부 밑의 지방층을 편평하게 하여 셀룰라이트의 개선 효과도 뛰어나며 지방흡입 수술 후 피부가 늘어지는 현상이 현저히 적었다. 수술 후 피부색이 변하고 까맣게 되는 현상도 0.1퍼센트 내외였다

지방흡입에 앞서 레이저를 수술 부위에 조시히는 시간은 6분에서 12분 정도이다. 복부와 허벅지는 6분, 옆구리와 겨드랑이는 10~12분 정도이다. 첫 수술 후에도 3일 정도를 수술 부위에 레이저를 쏘여 수술 후에 있을 수 있는 통증이나 부종 등을 현저히 줄일 수 있다.

: 빈약한 곳을 볼륨 있고 풍부하게 만드는
자가 지방이식술

지방흡입이 불필요한 체지방을 밖으로 꺼내 없애는 것이라면 지방이식은 부족한 지방을 몸 안으로 보충하여 주는 것이다. 지방을 제거하고 싶은 사람에게는 지방을 보충한다는 말이 이해가 되지 않을 수도 있으나, 지방이식은 지방흡입과 더불어 많이 시술되고 있는 교정 치료의 한 방법이다.

특정 부위의 과도한 지방이 문제가 되는 사람이 있는가 하면 반대로 특정 부위의 빈약한 지방이 문제가 되는 사람도 있는 것이다. 지방이식술은 이렇게 특정 부위에 지방이 지나치게 없는 경우 허벅지, 엉덩이, 복부 등의 지방을 추출하여 지방이 없는 곳에 보충하여 주는 시술 방법이다. 1980년대부터 시행된 지방이식은 기존에는 필러와 같은 이물질을 얼굴 윤곽의 변형 등에 사용해 왔으나 이젠 자신의 지방세포를 이용하여 매우 이상적인 시술로 인정받고 있다. 특히 줄기세포에 관한 연구의 발전에 따라 앞으로 더욱 많은 발전이 이루어질 것으로 기대되는 시술이기도 하다.

환자의 지방세포를 허벅지, 복부 등에서 채취해서 원심분리기에 넣고 지방만을 분리해 낸 후 원하는 부위에 주입하는 방식인데 시술 부위는 얼굴, 엉덩이, 가슴 등 다양하다. 얼굴 부위에 지방이 없어서 피곤해 보인다던지, 처진 힙을 다시 업(up)시키려는 경우, 빈약한 가슴을 교정하고 싶지만 보형물을 넣는 것에 거부감이 있는 경우에 많이 쓰인다. 이 시술법은 얼굴에도 쓰임새가 많다. 팔자 주름이 노화로 인해 깊어지는 경우, 도톰한 이마를 원하는 경우, 눈 밑이 꺼진 경우, 얼굴 윤곽을 변형시키는 목적으로 사용되고 있다. 얼굴에 살이 없어서 광대뼈가 튀어나와 보이는 경우에도 자가 미세지방이식술을 시행하면 얼굴이 통통해진다.

이식된 지방은 약 40퍼센트 정도가 흡수, 배출되고 60퍼센트 정도가 생착되는데, 이는 시술 방법과 시술자에 따라 다르게 나타난다. 한꺼번에 많은 양을 이식할 경우에는 부기가 심하고 오래갈 수 있다. 따라서 2~3회에 걸쳐 나누어 시술하는 것이 일상생활에 부담을 주지 않고, 얼굴 모양을 좀더 조심스럽게 변화시킬 수 있다. 지방의 재주입시 사용되는 지방은 첫시술 때 뽑아 냉동보관한 것을 사용하므로 지방을 재추출하는 번거로움은 없다. 시술 후 붓기나 멍 등이 있을 수 있지만 3~5일 후에는 어느 정도 가라앉아 일상생활에 크게 지장을 주지는 않는다.

지방이식 역시 시술 경험이 풍부하고 전문적인 곳에서 시술받는 것이 중요하다. 지방이 고르게 이식되지 못할 경우 이식 부위가 울퉁불퉁해지고 신경과 혈관 손상이 올 수도 있기 때문이다. 지방흡입과 마찬가지로 지방이식 역시 병원의 시술법에 따라 지방 생착률의 차이가 많다는 점을 기억하길 바란다.

얼굴 부위의 자가 미세지방이식술의 경우에는 추출하는 지방의 양도 적고 주입하는 지방의 양도 적기 때문에 국소 마취 혹은 무통 수면마취로도 수술이 가능하다. 그리고 수술 후에는 바로 귀가할 수 있다.

엉덩이 부위의 지방이식은 힙업을 목적으로 시행되는데, 처진 엉덩이 부분의 지방을 추출해 허리 라인 아래 부위, 즉 위쪽 엉덩이의 볼륨을 높여주는 것이다. 엉덩이 아래 부분에 지방이 많으면 실제 다리 길이보다 상당히 짧아 보인다. 이는 다리 길이가 엉덩이가 시작되는 부위를 기준으로 인식되기 때문이다. 실제로 엉덩이 윗부분에 지방을 이식하여 볼륨감을 주면 하체도 길어 보이고 허리 라인도 살게 되어 S라인의 볼륨이 만들어진다.

가슴 부위의 지방이식술은 식염수나 실리콘 같은 인공 보형물을 삽입하는데 거부감이 있는 사람들이 선택하고 있는데 인위적이지 않고 자연스런 가슴 확대가 가능하다. 한때 유방암의 감별이 어렵다는 이유로 시행하는 데 논란이 많았으나 최근에는 감별이 가능하다는 여러 연구가 발표되면서 시술이 점점 늘고 있다.

지방흡입이나 지방이식을 고려할 때 가장 중요한 점은 '어느 부위의 지방을 얼마나 뺄 것인가', 혹은 '얼마나 넣을 것인가'가 아니라 '어느 병원의 어떤 의사에게 맡길 것인가'이다. 의사의 미적 감각 역시 매우 중요한 요소가 아닐 수 없다. 수술 후에도 관리 요법을 통해 보다 자연스러운 결과를 얻을 수 있는지도 상담시 챙겨야 할 것이다. 지방흡입이나 지방이식은 미용을 목적으로 한 경우가 대부분이다. 큰맘 먹고 수술하였는데 결과가 만족스럽지 못하거나 심각한 후유증을 앓게 된다면 그 피해의 크기란 이루 말할 수 없다. 외형은 물론이거니와 정신적인 충격이 엄청나게 된다. 그러므로 병원과 시술 의사를 신중히 선택할 것을 당부한다.

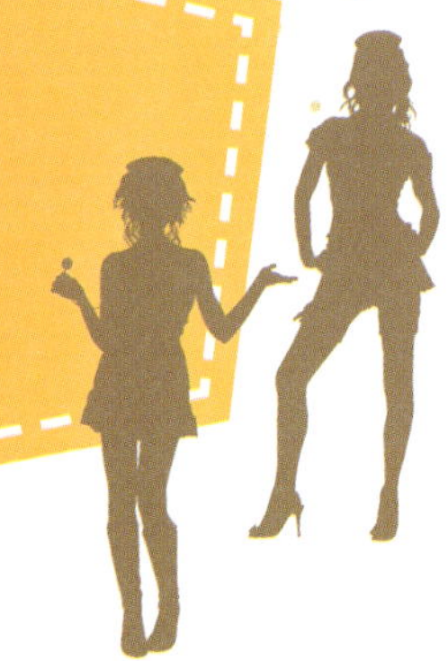

: 얼굴

요즘 미인은 예뻐야 하는 동시에 '동안(童顔)'이어야 한다. 동안의 사전적 정의는 어린아이와 같은 얼굴이다. 따라서 얼굴을 이루는 각 부위의 구성비가 어린아이와 비슷할수록 동안에 가깝다. 동안의 조건으로 우선, 이마는 도톰해야 한다. 눈은 둥글고 두 눈 사이가 조금 넓어야 하며 눈동자는 머루 알처럼 크고 검어야 한다. 또 코는 너무 길지 않고 얼굴 크기에 비해 짧아야 어려 보이며, 입술은 도톰하고 귀는 작으면서도 귓불이 통통해야 한다. 볼 살 역시 적당히 통통해야 하고 아래턱은 좁아야 한다. 웃을 때 보이는 눈 밑 애교살도 얼굴을 어려 보이게 만든다. 이러한 조건들을 모두 갖추었다 해도 세월이 느껴지는 주름과 칙칙한 피부를 지녔다면 말짱 헛것이니 동안으로 가는 길은 멀고도 험하다.

1980년대 초만 하더라도 얼굴이 부잣집 맏며느리감이라거나 복스럽게 생겼다는 말은 여성들에게 칭찬이었다. 푸짐한 몸매에 볼 살이 통통하게 붙은 후덕한 얼굴은 소위 '부티(부자티)'와 '먹을 복'을 상징했기 때문이다. 그러나 시대가 변함에 따라 길고 날씬한 몸매에 V라인의 얼굴이 새로운 미인의 기준이 되자 그 말들은 곧 촌스럽다거나 뚱뚱하다는 의미로 전락하고 말았고 통통한 얼굴 때문에 고민하는 여성에게는 거울을 붙들고 앉아서 밤새도록 고민하게 만드는 상처의 직격탄이 되어 버렸다.

물론 모든 사람이 통통한 얼굴을 싫어하고 또 고민하는 것은 아니다. 자신의 얼굴에 만족하며 살아가는 사람들도 많다. 그러나 패션과 헤어 등 최첨단 유행을 주도하며 더 예뻐 보이고 싶어 하는 젊은 여성일수록 갸름하지 못한 얼굴형을 고민거리로 여긴다.

통통한 볼 살 외에도 늘어진 목 살과 각진 턱도 얼굴의 미적인 아름다움을 방해한다. 사실 이목구비가 아무리 괜찮아도 기본 바탕이 예뻐야 돋보이는 법이다. 집이나 빌딩 등의 건축물도 기본 골격이 멋져야 부속물인 창문이나 지붕도 근사하게 보이는 것처럼 얼굴형은 외모의 아름다움을 결정하는 중요한 요건이나. 눈, 코, 입이 빼어나도 사각의 각진 얼굴형에 통통한 볼 살, 그리고 늘어진 턱 살과 함께라면 외모에 대한 호감이 반감될 수밖에 없다.

그 나라의 유행을 알고 싶다면 그 나라의 TV를 보면 된다고 한다. 의상이나 메이크업, 눈, 코, 입 등의 성형 추세가 TV 속 연예인들을 통해 드러나기 때문이다. 우리나라도 예외는 아니다. TV나 영화에 나오는 연예인 대부분은 화면도 잘 받고 조금이라도 더 어려 보이는 V라인의 얼굴형이 주류를 이루고 있음을 알 수 있다.

인터넷 블로거들이 올려놓은 연예인들의 과거 성형 전과 현재의 성형 후 사진을 보면 ○형, □형, △형 등의 얼굴형이 V형으로 변모했음을 확인할 수 있다. 비단 연예인들만이 아니라 일반인들도 보톡스 주사와 고주파, 레이저 시술, 지방이식 등으로 연예인 못지않게 아름다운 얼굴라인을 갖는 추세다.

얼굴의 크기를 결정하는 세 가지 주요한 요소로는 골격과 근육 그리고 지방층이 있는데 사람에 따라서 턱 뼈나 광대뼈 자체가 선천적으로 큰 경우도 있지만 얼굴이 커 보이는 주된 원인은 근육과 지방층이 발달해서이다. 턱관절 주위에 발달한 과도한 턱 근육과 볼 살, 아래턱 살, 이중턱 등으로 인해 얼굴이 두드러지게 커 보이는 경우 적당한 치료 방법을 선택해 교정한다면 누구나 예쁜 얼굴형을 가질 수 있다.

반면 나이든 여성들은 대부분, 통통했던 살이 빠지면서 피부가 늘어지고 볼 살이 움푹 꺼져서 이를 치료하기 위해 내원한다. 아름다움에 대한 욕구는 나이와 상관이 없다. 더욱이 옛날과 달리 중년, 노년 여성들도 사회생활이나 교우 관계 등으로 사람을 만나고 모임에 참석하며 활발히 활동함에 따라 외모에 대한 관심이 젊은 여성 못지않다. 주로 부족한 살을 메우는 볼 지방이식과 입가의 팔사 주름을 개선하는 귀족수술, 피부가 늘어져서 생긴 볼 살이나 턱 살 등의 지방을 제거하는 지방흡입술을 주로 하는 편이다.

얼굴은 자신을 가장 단적으로 드러내는 일종에 광고판이라 할 수 있다. 따라서 얼굴의 불완전한 부분을 다듬고 교정하여 아름답게 만드는 일은 자기 관리의 또 다른 방법이라 하겠다.

통통 볼 ▶ 볼 살 제거로 세련된 이미지 완성

어느 정도 적당한 볼 살은 귀여운 인상을 만들지만 너무 많으면 얼굴이 커 보인다. 특히 웃을 때 볼 살이 둥글게 뭉치면 자칫 둔해 보이기까지 한다. 때론 또래보다 더 나이 들어 보이고 옆모습 또한 코를 가리게 되어 얼굴의 입체감을 감소시키기도 한다.

여대생 A양 역시 작은 키에 통통한 몸매, 거기다 볼 살이 토실토실한 둥근 얼굴형이었다. 어머니들이 좋아할 만한 복스러운 인상이었지만 A양 자신은 오히려 그 점을 불만스러워 했다. 볼 살 때문에 인상이 미련해 보이고 머리 모양도 마음대로 할 수가 없으며 어떤 옷을 입어도 아줌마 같아 보인다고 하소연했다. 밤에 라면이라도 먹은 날엔 다음날 얼굴이 빵빵한 호빵처럼 부어 외출도 하지 못한다는 그녀에게 먼저 체중을 줄이라는 조언과 함께 볼 살의 치료 방법에 대해 설명했다.

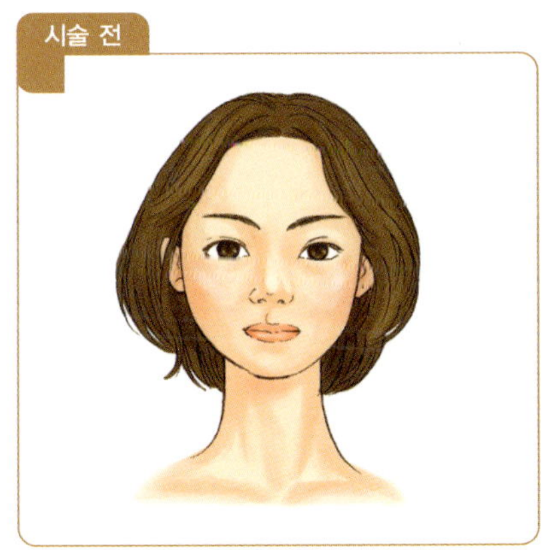

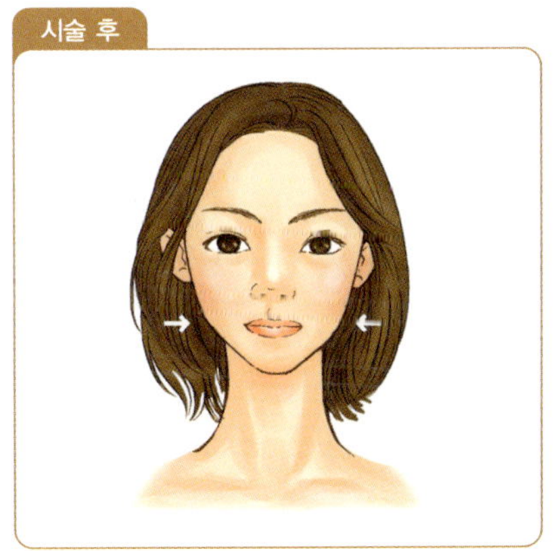

볼 살이 있어서 전체적으로 동그란 얼굴형이었던 A양은 시술 후에 갸름한 달걀형으로 바뀌어 인상이 많이 달라졌다.

작고 갸름하면서 턱 끝이 뾰족한 V라인은 모든 여성들의 바람이다. 얼굴의 피하지방이나 근육의 두께를 줄여서 라인을 잡아준다는 기능성 화장품이나 경락 마사지가 인기 있는 것도 그런 이유이다. 성형외과에서 통통한 볼 살을 빼는 방법에는 두 가지가 있다. 저준위 레이저 지방융해술을 통한 지방을 융해시키는 방법과 엔디야그 레이저 지방파괴를 통한 지방감소의 방법이다. 얼굴에는 특히 미세신경이 분포되어 있어 시술시 세심한 주위가 필요하다. 따라서 경험 없는 시술인의 경우 신경 손상 등의 부작용이 생길 수 있으므로 주의해야 한다.

사각턱 ▶ 부드러운 인상으로 대변신

사람의 첫인상은 의외로 얼굴형이 많이 좌우한다. 얼굴형이 긴 경우 섬세해 보이며 둥근형은 귀여워 보이며 계란형은 세련되어 보인다. 반면 삼각형이나 사각형은 까다롭고 모나 보인다. 요즘처럼 작고 귀여운 얼굴형을 선호하는 추세에 각진 턱은 환영받기 힘들다. 사각턱의 남성들조차 부드럽고 선한 인상을 원한다며 내원한다.

턱 선이 부드럽지 않고 각이 진 가장 큰 이유는 턱뼈 자체가 과도하게 발달했거나 아래턱뼈(하악골)의 옆면에 붙어 있는 근육인 '교근' 이 두껍기 때문이다. 근육만 발달된 경우도 있지만 실제로는 하악각 뼈도 같이 발달한 경우기 많다. 보통 얼굴 정면에서 봤을 때 사각턱인 경우 근육이 발달해서 생성된 것이고 측면에서의 각진 턱은 골격 때문이다. 따라서 사각턱의 원인을 확실하게 파악한 후 시술 방법을 결정한다. 뼈를 깎는 절골술과 고주파, 보톡스 등을 이용해 근육을 줄이는 교근축소술 그리고 필요에 따라서는 볼 살 지방제거술 등을 통한 복합 안면윤곽술을 시행함으로써 종합적인 교정을 한다.

　기존의 보톡스 시술이 일정 기간이 지나면 반복적인 시술을 필요로 했던 반면, 고주파 교근축소술은 근육세포 수 자체를 줄여서 효과가 반영구적이라는 특징이 있다. 슬림 리프트 시술은 얼굴에 축적된 지방과 처진 피부를 동시에 해결할 수 있다. 축적된 지방을 녹이면서 발생하는 열로 피부 콜라겐 형성을 촉진시켜 볼의 탄력을 회복시키는 방식이다. 이때 녹여진 지방세포는 혈액과 림프관을 통해 자연스럽게 배출된다.

　고주파 교근축소술은 국소 마취 후 입안 점막을 통해 근육세포를 파괴, 근육 전체의 부피를 줄여 얼굴을 작고 갸름하게 해준다. 고주파로 응고된 근육이 시간이 지나면서 임파계로 흡수되어 근육이 줄어들게 되는 방식으로, 보통 한 달에서 두 달 정도까지 조금씩 꾸준히 얼굴형이 변한다. 시술 시간은 약20~30분이 소요되며, 메조테라피 요법을 병행하면 부종 등 부작용이 줄어든다.

늘어진 턱 살 ▶ 다시 찾은 매끈한 턱 라인

　흔히 나잇살이라고 불리는 턱살은 선천적 요인도 있지만 피부 관리의 소홀과 운동 부족, 굳은 얼굴 등으로 인해 피부가 탄력을 잃어 생긴다. 얼굴에 원래 살이 많거나 아니면 나이 들면서 피부가 늘어져 이중턱이 되고, 그로 인해 몸의 피부 가운데 가장 민감한 부위인 목 부분에 주름이 생기기도 한다. 유전적으로 주름이 많을 수도 있지만 젊을 때 꾸준히 관리한다면 덜 생기게 할 수도 있다.

　목이 긴 경우에는 주름이 더욱 도드라져 보이고 짧은 경우엔 주름으로 인해 답답하고 미련해 보인다. 이런 경우 레이저 지방흡입술로 세련되고 매끄러운 턱 선을 만들 수 있다.

보아의 V라인 만드는 하루 10분 얼굴 체조

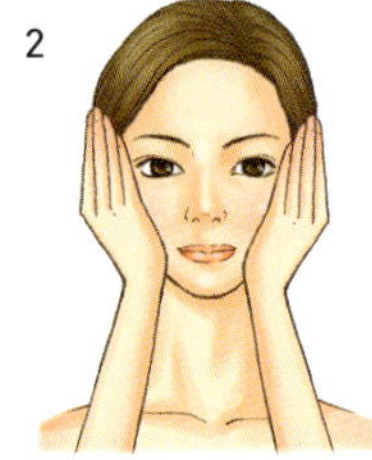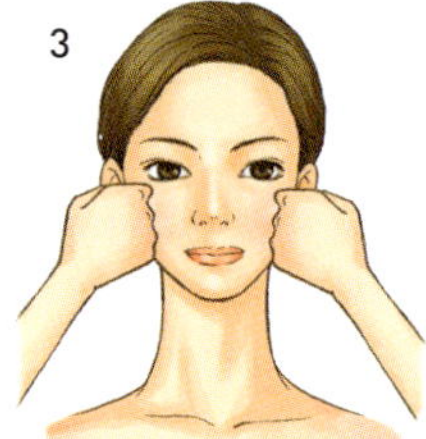

❶ 검지와 중지로 관자놀이 부분을 돌아가며 눌러준 후, 귀 밑 움푹 들어간 부분(관료)에서부터 콧방울 옆까지 사선 방향으로 누르며 내려온다. 손에 너무 힘을 주어서는 안 된다.
❷ 손바닥으로 광대뼈를 감싸고 앞에서 옆쪽으로 힘을 주어 누른다.
❸ 주먹을 쥐고 코 쪽에서 얼굴 바깥쪽으로 광대뼈를 밀어낸다.

턱선, 목선 매끈하고 탄력있게 만드는 방법

- 자고 나서 생긴 붓기는 냉온 찜질을 이용해 없애준다.
- 목 부분에 충분한 보습과 영양으로 주름 예방과 리프팅
- 높은 베개 대신 낮은 베개를 사용한다.

팔자 주름 ▶ 없애고 나면 귀족스러워진다

나이가 들면서 볼 살이 처지고, 콧망울 양 옆과 좌우 입가 부분에 골이 지면서 주름이 생긴다. 선천적인 경우도 있으나 얼굴 살이 빠져서 생기기

도 한다. 팔자(八字) 주름은 얼굴을 더욱 나이 들어 보이고 촌스럽게 한다.

서른다섯 살의 잡지사 기자인 B양의 경우 전체적으로 마른 몸매에 얼굴에도 살이 없는 편인데 광대뼈와 돌출된 입 때문에 팔자 주름이 더욱 도드라져 보였다. 서른다섯이면 아가씨 나이로 적은 나이는 아니지만 그 팔자 주름 때문에 나이가 더 들어 보였다며 늘 속상해 했다.

팔자 주름을 없애는, 일명 귀족수술은 입가의 빈약한 곳을 채우면서 동시에 어려 보이게 교정하여 소위 부티 나는 귀족처럼 보이게 한다고 해서 붙여진 이름이다. 수술의 방법은 필러주사, 자가 미세지방 이식술 그리고 보형물 삽입 시술이 있다. 이 중 필러는 주사를 이용한 가장 간단한 시술이고 보형물을 삽입하는 방법은 실리콘이나 인조 뼈, 고어텍스 등을 피부 아래 삽입하는 것이다.

최근에는 귀족수술의 한 방법으로 자가 미세지방 이식술을 많이 사용하고 있다. 복부나 허벅지 등에서 지방을 흡입하여 지방만 분리시킨 다음 특수한 관을 통해 여러 층에 골고루 이식하는 방법이다. 지방이식술은 환자 자신의 조직을 이용하기에 자연스럽고 부작용이 없지만, 한 번의 시술로 완벽하지 않아 2~3차 연이어 시술받아야 하는 단점이 있다. 그러나 최근 가장 선호되고 만족도도 높다.

무턱 ▶ V턱으로의 놀라운 변신

무턱이란 턱이 밖으로 길게 굽어 나온 주걱턱의 반대 개념으로 턱이 작아서 없는 것처럼 보인다 하여 이름 붙여졌다. 즉 아래턱이 전체적으로 작거나 턱 끝이 작아서 뾰족한 턱 라인을 만들지 못한 상태이다. 이런 경우 턱과 목이 이루는 경계가 불분명해서 얼굴 이미지가 흐려 보인다.

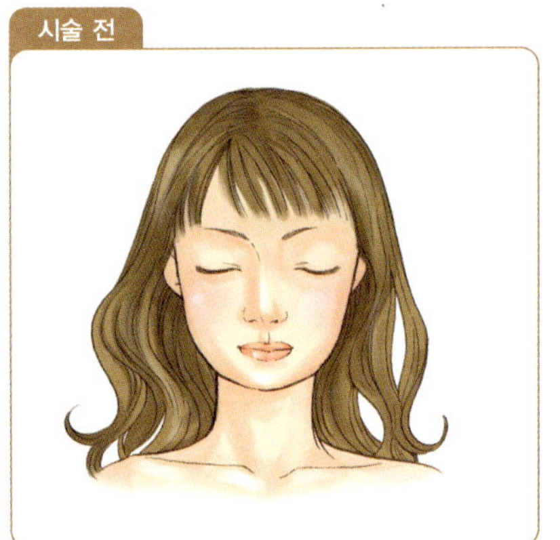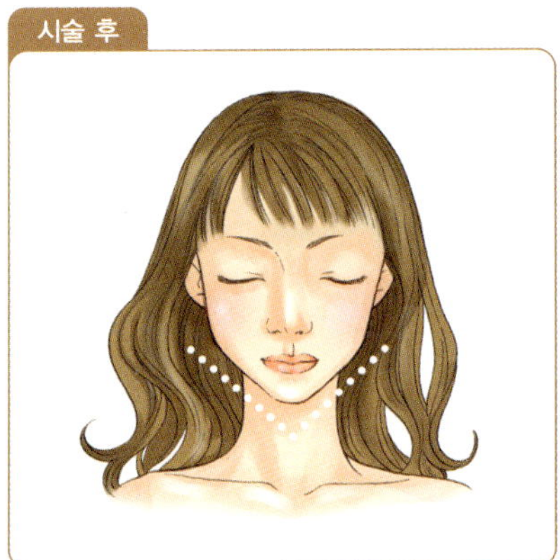

무턱에서 V턱으로 변한 후 새로운 얼굴 라인이 형성되었다.

이마나 눈코, 입이 아무리 예뻐도 얼굴 형을 만드는 턱 부분이 약하다면 전체적 인상 역시 어딘가 부족해 보이기 마련이다. 코 끝과 턱 끝을 연결하는 선을 그었을 때 윗입술은 2~3밀리미터 정도 아래 입술은 1~2밀리미터정도 돼야 하는데 턱 선이 이 선보다 뒤에 위치해야 정상적이고 아름답다고 말할 수 있다. 그리고 여성의 경우는 턱 끝이 좀더 앞으로 나와 보이는 것이 예쁘다.

무턱인 경우에는 필러를 사용한 주사요법도 가능하지만 뒤로 들어가 있는 턱 끝 뼈를 잘라 전체적으로 앞으로 움직여주는 방법과 턱 끝에 고어텍스나 실리콘 등의 보형물을 넣어 턱의 크기를 크게 하거나 돌출되도록 하는 방법도 있다. 최근에는 뼈를 깍지 않고도 자가지방을 통해 턱 모양을 바꿀 수 있는 자가 미세지방 이식술이 많이 시행되고 있다.

평평한 이마 ▶ 볼록하면서 매끈한 이마로 교정

이마는 관상학적으로 얼굴에서도 지붕에 해당한다 하여 중요하게 여긴다. 넓으면서 살이 있고 흠이 없어야 좋은 이마라고 하는데 이마가 둥글면 사교성이 좋고 결혼 운도 좋다고 한다. 특히 짱구처럼 이마가 볼록 튀어나오면 남자든 여자든 모두 재치가 뛰어나고 감수성이 풍부하다고 도 말한다.

요즘 뜨고 있는 앞짱구 시술은 이마 뼈와 피부 사이에 실리콘이나 인공 뼈 등 보형물을 넣거나 자신의 지방을 이식하는 방식으로 밋밋하거나 울퉁불퉁한 이마를 자연스럽고 예쁘게 만들어 주는 이마교정법이다. 올림머리를 많이 하는 스튜어디스나 사진과 화면에 잘 나와야 하는 모델, 연기자들이 주로 많이 시술받았는데 최근에는 일반 여성들 사이에도 열풍처럼 인기를 모으고 있다.

자가 미세지방 이식술은 자신의 배나 허벅지에서 불필요한 지방을 채취해 주입하는 방법으로 생착률의 정도에 따라 2~3회 추가로 시술하는 불편함이 있지만 시술 환자 대부분 만족해한다.

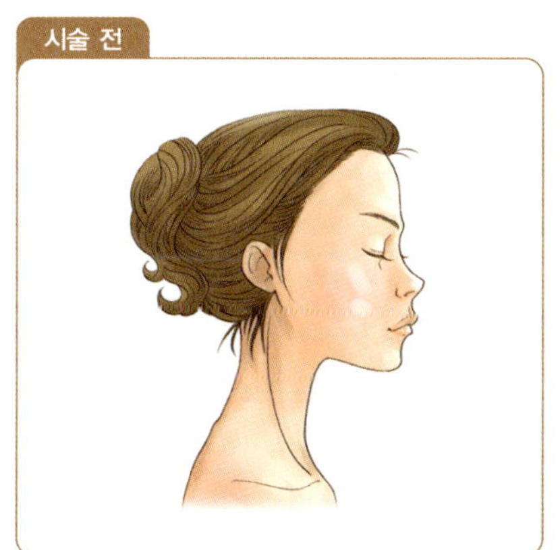

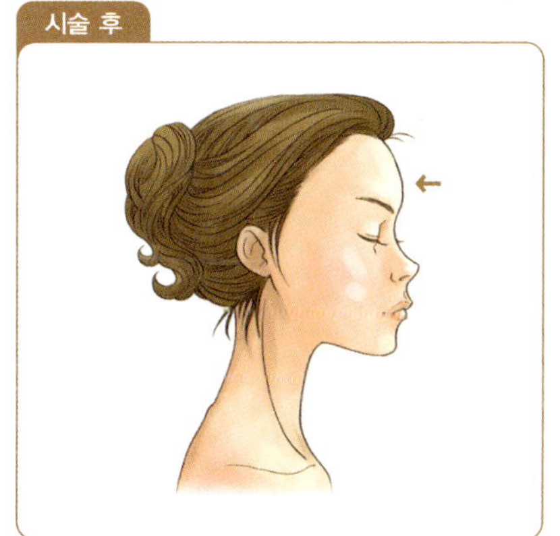

이마가 볼록해지는 앞짱구 시술 후 얼굴형에 미묘한 변화가 생겼다.

우리 몸의 뒤쪽에 있어 정면에서는 잘 보이질 않지만 등은 키와 함께 그 사람의 덩치를 판단하게 하는 결정적 요인이다. 특히 여성의 경우 등 쪽, 특히 어깨 부위에 살이 많으면 등판도 넓어 보이고 전체적으로 살이 쪄 보이는 경향이 있다. 상체 비만의 경우 대개는 목 뒤에서 양 어깨 사이에 이르는 부분과 브라(브래지어) 라인이라 일컫는 겨드랑이 뒤쪽에 군살이 집중되어 있다.

등은 허리와 더불어 매력적인 뒷모습의 U라인을 만든다. 흔히 등은 체형 교정이 안되는 부위라 생각하기 쉽다. 그래서 복부나 다리, 팔 부위의 군살은 빼기 위해서 노력하면서도 등살을 빼겠다는 사람은 별로 없다. 의자에 앉을 때 허리를 꼿꼿이 세우고 엉덩이를 의자 깊숙이 앉는 습관을 기른다거나, 틈날 때마다 등받이를 손으로 잡고 상체를 90도로 틀어주며 등 윗부분의 군살을 예방하면 더 예쁜 라인을 가질 수 있다.

군살로 겹겹이 포위된 듬직한 등판 ▶ 이기적인 등 만들기

전체적으로 몸이 비만한 사람이나 상체 비만의 경우 등판 전체에 군살을 갖고 있는 경우가 많다. 다른 부위와 달리 등 전체에 군살이 있으면 큰 키는 더욱 크게 보이고 작은 키는 상체에 집중된 살들 때문에 하체가 더 짧아 보인다. 신장이 비슷한데도 팔, 다리, 복부의 부분 비만보다 등 쪽의 비만이 체격을 더 우람하게 만들어 여성미를 감소시킨다.

간혹 골격 자체가 큰 사람도 있으나 대부분은 지방이 쌓여 넓어진 경우이다. 등의 군살을 집중적으로 치료, 관리한다면 등이 매끈해지고 골

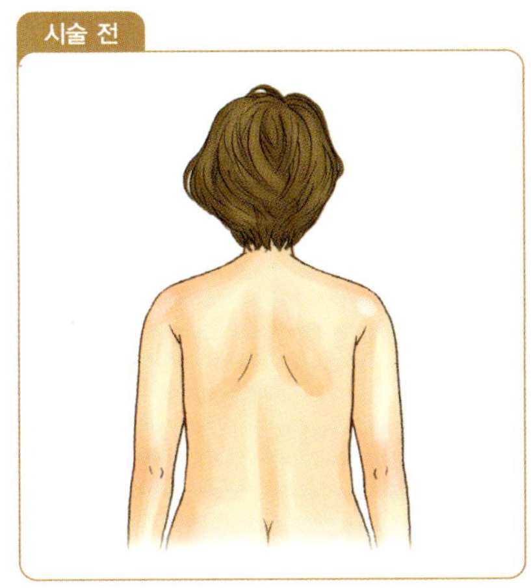

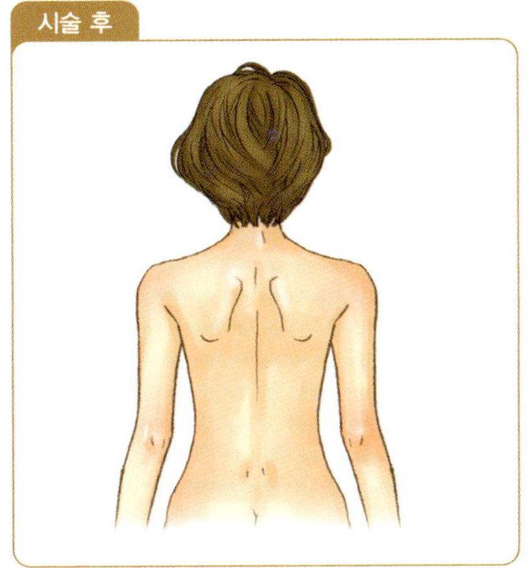

체격을 우람하게 보이는 등의 군살을 집중치료함으로써 더욱 여성스러워졌다.

격도 작아 보여 매력적인 U라인을 가질 수 있다.

뒷동산을 이룬 뒷목과 양쪽 어깨 ▶ 길고 가냘픈 사슴 목과 슬림한 어깨로

우리가 흔히 말하는 미녀 스타들을 살펴보면 예쁜 얼굴과 몸매 외에 하나같이 공통적으로 사슴처럼 가늘고 긴 목을 가졌음을 알 수 있다. 팔다리가 길고 늘씬한 최지우 씨, 한채영 씨, 한예슬 씨, 전지현 씨 그리고 아담한 체구인 김태희 씨, 보아 씨 모두 쇄골이 드러나는 길고 흰, 아름다운 목선을 가졌다.

그러나 뒷목에서 양 어깨 라인에 군살이 있다면 목이 짧아 보일 뿐 아니리 답답한 인상을 주게 되며 옷 맵시도 잘 살지 않는다. 의학적으로는 어깨에 지방이 많이 모여 있는 것을 소의 혹처럼 툭 튀어나왔다는 의미로 '버펄로 험프' 라고 한다. 이런 경우 뒷목과 어깨 부위의 군살을 제거하면 슬림한 목과 어깨 라인을 만들 수 있다.

tip

군살 없는 어깨와 등 만들기

뒷목과 어깨 부위의 군살 빼기

1. 허리를 곧게 펴고 머리를 오른쪽으로 천천히 기울인다. 그 상태에서 잠시 멈추었다 앞쪽으로 목을 천천히 숙인다.
   다음은 반대 방향. 머리를 왼쪽 옆으로 천천히 기울여 잠시 멈추었다가 천천히 뒤로 젖힌다. 10회 반복한다.
2. 편안하게 다리를 꼬고 앉은 상태에서 두 손을 어깨 위로 올린다. 팔과 어깨를 함께 원을 그리듯이 천천히 돌린다.
   10회 정도 앞으로 돌렸다가 방향을 바꿔 뒤로 돌린다. 어깨와 목의 군살을 빼는 데 효과적이다.

군살 없고 탄력있는 등 만들기 체조

1. 팔을 들어 어깨 뒤로 넘기고서 한쪽 팔로 다른 쪽 팔꿈치를 잡고 뒤로 당긴다. 번갈아 반복한다. 어깨부터 등까지 곧게 펴주는 효과가 있다.
2. 팔을 뒤로 편 후 깍지를 껴서 쭉 펴준다. 어깨와 등의 뭉친 근육을 부드럽게 풀어준다.

수건을 이용한 등 운동법

1. 등 전체 군살 : 양손으로 수건을 잡은 뒤 팔을 위로 쭉 편다. 허리를 젖히면서 상반신을 최대한 뒤로 젖혀준다.
2. 등 가장자리 군살 : 한 손은 등 뒤의 허리 쪽에, 나머지 한 손은 위로 올려 목 부분에 대고 수건을 양팔로 팽팽하게 당겨준다.
3. 등 윗부분 군살 : 양손으로 수건을 잡고 팔을 90도로 든 후 뒤로 쭉 뻗어준다. 등 중심과 상단 부분이 긴장하면서 군살을 빠지게 한디.

브라 라인 상하로 불거져 나온 군살 ▶ 매끈한 브라 라인 완성되다

브래지어는 여성의 가슴을 보호하고 교정하는 역할도 하지만 상체, 특히 등에 살이 많은 경우에는 보기 흉한 뒤태를 만들기도 한다. 등을 가로지르는 브래지어의 끈으로 인해 상하로 양분된 군살이 불룩하게 튀어나오면서 등판을 매끄럽지 않게 만들기 때문이다. 옷차림이 얇아지는 여름이면 울룩불룩한 등판이 선명하게 드러나 여간 곤혹스럽지 않다.

브라 라인에 군살이 있는 경우는 전체적으로 상체 비만인 경우가 많고 겨드랑이 쪽과 팔 안쪽에도 군살이 많은 경우가 대부분이다. 이 역시 지방흡입과 레이저 병행시술로 매끈해질 수 있다.

: 팔뚝(상지)

한여름 아무리 더운 날씨에도 민소매 옷을 입지 못하고, 해변에서 수영복 위에 셔츠를 걸쳐 상체를 가려야하는 여성들의 한결같은 고민은 다름 아닌 우람하고 굵은 팔뚝이다. 나이가 들면 가장 살이 잘 붙는 부위 중 하나가 바로 팔뚝이다. 운동이나 육아, 집안일로 팔뚝이 두꺼워진다고 생각하기 쉬우나 팔뚝 살은 태어날 때부터 국소적인 지방 축적이 있는 부위이다. 더구나 팔과 어깨, 겨드랑이는 원래 셀룰라이트가 많이 반달되는 부위로 다이어트나 운동만으로 효과를 보기 어렵다. 하지만 팔은 다른 부위에 비해 지방흡입이나 지방용해술 등의 한 번의 시술로도 큰 효과를 볼 수 있는 부위이다. 팔을 들었을 때 마치 날개가 달린 듯 지방이 처진 유형과 어깨에서부터 팔뚝 위쪽의 바깥 부분이 불룩하게 나온 두 가지 경우가 팔뚝 부위의 비만에 속한다.

　시술 과정을 설명하면 우선, 팔꿈치 쪽에 작은 절개를 낸 후 일반적으로 0.1~0.3리터의 지방을 흡입한다. 흡입관을 통해 어깨 부위와 팔뚝 바깥쪽의 처져 있는 지방을 집중적으로 제거한다. 원통형인 팔뚝의 자연스러운 곡선을 잘 유지시키면서 균일한 두께로 지방을 뽑아내어야 한다. 이때 자연스러운 라인을 만들면서 골고루 섬세하게 지방을 뽑아내는 것이 중요하다. 팔은 피부가 얇고 신경과 혈관이 피부 가까이에 위치해 있으므로 시술시 세심한 주의가 필요하다.

　수술 후 2~3일 동안은 팔이 부을 수 있으므로 누운 자세에서 팔을 머리 쪽으로 향하게 하는 것이 도움이 된다. 부기가 가라앉고 피부가 제자리를 잡을 수 있도록 팔뚝만 조여 주는 특수 보정속옷을 일시적으로 착용한다.

겨드랑이 쪽의 날개살 ▶ 날개살 떼어 내고 가볍게 날자!

　손목에서 팔꿈치까지는 얇은데 팔 안쪽부터 겨드랑이 부분에만 군살이 붙어 있어 속상해하는 여성들이 의외로 많다. 짧은 소매 옷을 입어야 하는 여름이면 버스나 전철 손잡이 잡는 일이 여간 신경 쓰이는 일이 아니라는 것이 날개 달린 여성들의 한결같은 하소연이다. 그렇다고 항상 차렷 자세로 있을 수만도 없는 일. 뾰족한 해결책은 없을까?

　다른 부위보다 살이 흐물흐물하여 쉽게 빠질 듯도 한데 아무리 운동을 하고 주물러 봐도 좀처럼 빠지지 않는다. 흔히 '날개살' 이라고 불리는 겨드랑이 쪽의 군살은 피부의 늘어짐도 심하여 지방제거와 더불어 탄력까지도 염두에 두고 시술해야 한다. 레이저 지방흡입 후에는 피부 탄력 또한 호전되는 결과를 보인다.

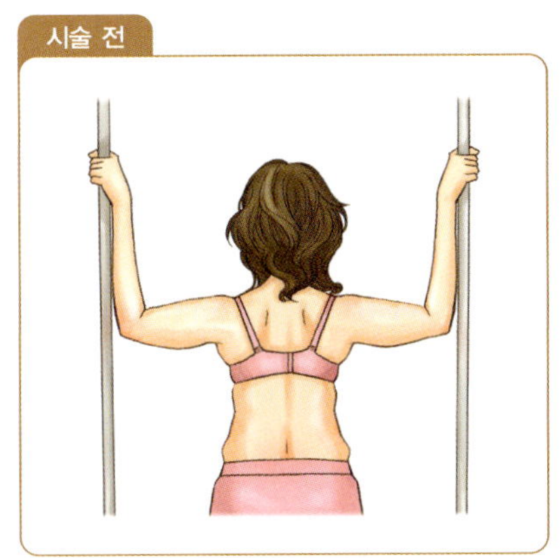

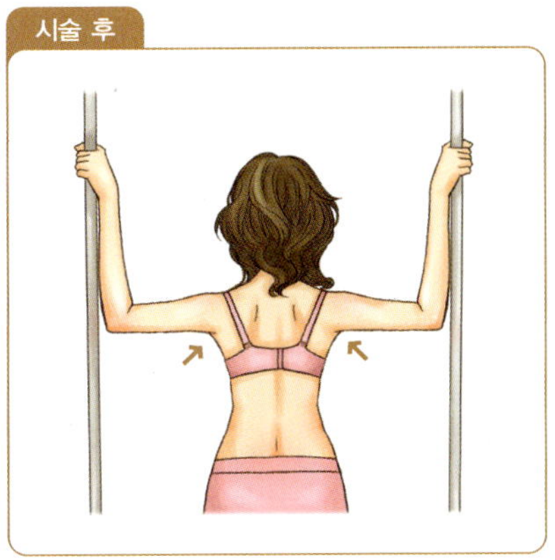

흐물흐물하게 늘어지기 쉬운 팔과 겨드랑이 군살은 탄력을 염두에 두고 시술이 이루어져야 한다.

팔 바깥쪽의 불룩한 군살 ▶ 미끈해서 더 길어 보이는 팔 만들기

팔을 차렷 자세로 옆구리에 붙였을 때 상당수의 여성들은 팔 바깥쪽으로 군살이 튀어나오기 마련이다. 튀어나온 군살의 정도가 심할 경우 상체가 비대해 보이는 등 둔한 느낌마저 줄 수 있다. 특히 어깨와 팔을 드러내야 하는 특수한 상황에 직면한 여성의 경우라면 이런 군살이 무척 신경 쓰이리라.

결혼식을 앞둔 올해 29세의 영어강사 L씨. 석 달 앞으로 다가온 결혼식 때문에 이것저것 신경쓸 일이 하나 둘이 아니었다. 그 중에서도 가장 큰 고민은 웨딩드레스의 선택이었다. 잡지나 웨딩숍에 눈여겨봐 둔 디자인의 드레스를 입고 싶은데 한결같이 어깨와 팔을 드러내야만 하니 유난히 넓은 어깨와 불룩한 팔을 가진 L씨로서는 여간 고민스럽지 않았다. 그렇다고 목까지 올라오는 긴 팔 드레스를 입을 수는 없는 일이었다. L씨로서는 혼수보다 더한 복병을 만난 셈이다. 마침내 만사 제쳐두고 지방제거 시술을 위해 내원했다.

간편한 시술로 짧은 시간 내에 만족한 효과를 얻는 데 주력했는데 지방흡입과 탄력을 겸한 시술을 통해 미끈하고 슬림한 팔뚝 라인을 갖게 되었다. L씨는 자신이 그토록 입고 싶었던 웨딩드레스를 당당히 입고 가장 예쁜 신부의 모습으로 결혼식을 올렸다.

브라 라인 윗부분과 날개살의 동시 비만 ▶ 겨드랑이 주변이 가볍고 슬림해지다

겨드랑이의 군살은 근육이 아닌 순수하게 지방으로 이루어져 있어 꾸준한 운동이나 웬만한 다이어트로도 쉽게 없앨 수 없다. 특히 브라 라인의 위쪽 부위와 팔의 안쪽 부위에 쌓여 있는 군살은 많은 여성들에게 골칫거리이다. 여름이면 더운 날씨에도 시원하게 민소매 옷을 차려 입지 못하는 것도 대부분 이 때문일 것이다.

이 부위의 시술은 겨드랑이 아래 0.5센티미터 정도를 절개해 한쪽 당 0.3~0.5리터 정도의 지방을 뽑아내거나 레이저로 지방을 녹여 없앰으로써 이루어지는데 두 방법을 병행하면 좀더 좋은 효과를 얻을 수 있다.

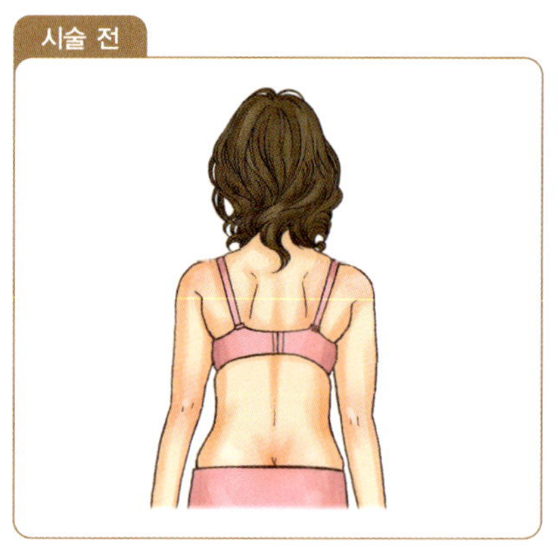

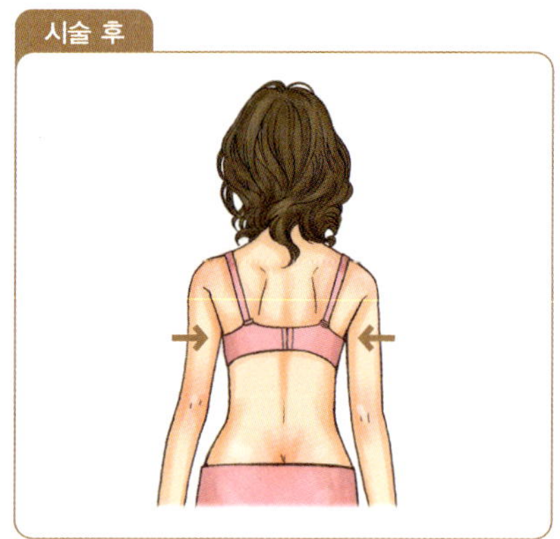

겨드랑이 아래를 살짝 절개해 지방을 뽑아내거나 레이저로 지방을 녹여 브라라인 위의 군살을 정리한다.

슬림한 건강 팔뚝 만드는 동작

어깨부터 팔까지 날씬하고 탄탄하게 빠진 곡선은 여성미를 강조한다. 이 부분의 곡선이 아름다워야 여름에 민소매 의상을 입었을 때도 몸매가 돋보인다. 팔과 어깨는 어깨 삼각근에서 팔 윗부분의 근육으로 연결되어 있는데 이 주변의 근육을 조금만 다듬으면 살이 늘어져 처지는 것을 막아 탄탄한 팔로 가꿀 수 있다. 덤벨이 없을 때는 물을 담은 생수병으로 대체해도 된다. 모든 운동은 15번씩 3회 반복한다.

A 양손으로 덤벨 들어 머리 위로 넘기기

1. 양손에 덤벨을 들고 서거나 벤치에 앉아서 팔을 머리 위로 곧게 펴고 손바닥을 마주보게 한다.
2. 팔꿈치를 구부려 덤벨을 어깨 쪽으로 내린다. 이때 팔 윗부분이 움직이지 않도록 하는 것이 키포인트. 팔을 다시 위로 뻗어 처음 자세로 돌아온다.

B 서서 덤벨 들어올리기

1. 어깨 넓이 정도로 양발을 벌리고 서서 손바닥이 앞을 향하도록 덤벨을 잡는다.
2. 숨을 들이마시며 한쪽 팔꿈치를 굽힌다. 최고로 들어 올린 지점을 지나면 숨을 내뱉고, 다시 숨을 들이마시면서 원래 자세로 돌아온다. 좌우 번갈아가며 반복한다.

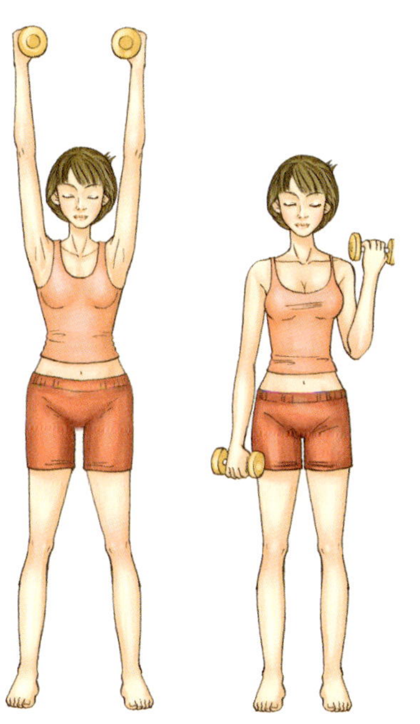

일어서면 임신 7개월, 앉으면 두 겹, 세 겹으로 층을 이루는 뱃살. 늘 풍성한 옷으로 배를 감추거나 외출할 때면 가방으로라도 가려서 감추고만 싶은 속칭, 똥빼라 불리는 복부 비만은 중년여성들이 갖고 있는 공통의 고민거리다. 특히 S라인 열풍과 함께 납작하고 탄탄한 복부 만들기에 동참하는 젊은 여성들에게 복부 비만은 몸매를 망치는 최고의 훼방꾼이다. 복부 비만에 대한 고민은 중년남성 역시 마찬가지이다. 지방 축적이 다른 어떤 부위보다 쉬운 데다 몸매뿐 아니라 성인병을 예방하는 차원에서라도 지속적 관리가 필요한 부위이다.

복부 비만은 윗배와 아랫배, 또는 양 옆구리와 전체적으로 비만한 경우로 나뉜다. 특히 비만의 원인이 단순 지방인지 내장지방인지 정확히 판단하는 것이 중요하다. 내장지방은 손으로 만져 봐도 잘 가늠할 수 없기에 정확한 진단과 처방이 필요하다.

복부 관리를 통해 피하지방, 내장비만을 제거함과 동시에 늘어져 있는 허리의 군살을 줄여간다면 허리에서 골반으로 이어지는 라인이 한층 섹시해지면서 균형 잡힌 몸매를 가질 수 있다. 건강은 물론 미용의 측면에서 효과를 동시에 거둘 수 있는 것이다.

뱃살을 빼기 위해선 유산소 운동과 근력 강화운동을 동시에 해야 하는데, 이것이 말처럼 쉽지가 않다. 그래도 가장 추천하는 운동은 훌라후프 돌리기다. 유산소 운동과 근력 운동이 복합돼 있는 훌라후프는 대단한 결심 없이 손쉽게 시작할 수 있으며, 재미가 있고, 공간에 제약도 받지 않는다. 음식을 조절하며 훌라후프를 하루 20분 정도씩 꾸준히 하면 3

센티미터 이상 허리를 줄일 수 있다.

그러나 뱃살은 몸 중에서도 가장 빼기 어렵다. 아무리 운동을 하고 굶어도 얼굴 살만 먼저 홀쭉하게 빠지기 때문이다. 게다가 무조건 뱃살만 뺀다고 S라인이 만들어지는 것도 아니다. 지방흡입술은 배꼽이나 음모 속에 흡입기 출입 절개선을 두어 복부 위아래, 복부 전체 및 옆구리 부분의 지방흡입을 통해서 허리둘레를 줄인다. 배꼽 주위나 아랫배만 약간 나온 경우에는 생각보다 흡입이 간단하고 회복이 빠르지만, 전반적으로 배가 불룩하게 나온 경우에는 배 앞부분을 비롯해, 옆구리 부위와 등 쪽 부위까지 같이 흡입하는 것이 바람직하다.

복부에서 대략 2~3리터 정도의 지방흡입이 가능하며 체중의 변화는 적게는 1킬로그램에서 많게는 2~3킬로그램이고 복부 둘레는 3~4센티미터까지 줄일 수 있다. 그러나 배에 지방이 너무 많거나 나이가 들며 피부가 탄력을 잃어 뱃살이 늘어지고 수술 후 통증과 멍, 시술 부위가 울퉁불퉁해지는 등의 부작용 등이 발생하기도 했으나 이런 단점들을 보완한 새로운 시술법이 속속 등장하고 있다. 어코니아 지방흡입술이나 슬림 리프트, 듀얼레이저 지방흡입술은 기존의 지방흡입술에 비하여 피부 복원력이 우수하고 시술 후 피부 늘어짐과 착색 현상이 나타나지 않는 장점을 지녔나.

아랫배만 불룩 ▶ 탄력있고 납작한 복부로의 변신

아랫배가 나오는 것은 근력이 없어서 지방이 아래에 쌓이기 때문이다. 변비가 심하고 활동량이 부족할 경우 아랫배가 나오게 되는데 특히 장시간 의자에 앉아 작업을 하는 여성들에게 흔히 나타난다. 중년 여성의 체내에는 호르몬이나 스트레스, 노화의 영향으로 지방이 수분, 체내 노폐물과 함께 셀룰라이트로 변하여 힘없이 쭈글거리는 뱃살이 되기도 한다.

젊은 여성이라면 엉덩이부터 발목까지 몸에 꽉 붙는 스키니진을 입었을 때 힘없이 늘어진 뱃살이 옷 바깥으로 넘쳐 나와 민망한 경험을 한 적이 많을 것이다. 복부의 피하 지방이 쌓인 데다 피부가 탄력을 잃어 생기는 일로 이런 경우에도 평소 칼로리 섭취를 줄이고 동시에 피부 탄력을 높이기 위한 운동도 병행해야 한다. 이 밖에 복부 마사지나 슬리밍 크림, 고주파와 같은 전기자극을 통한 지방분해 등의 도움을 받을 수 있다.

시술 전

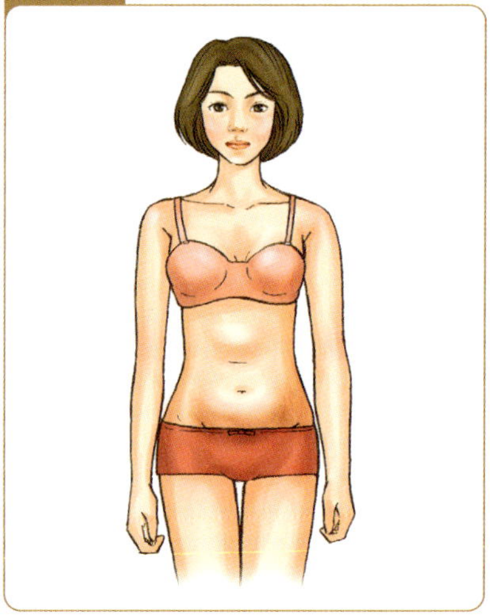

시술 후

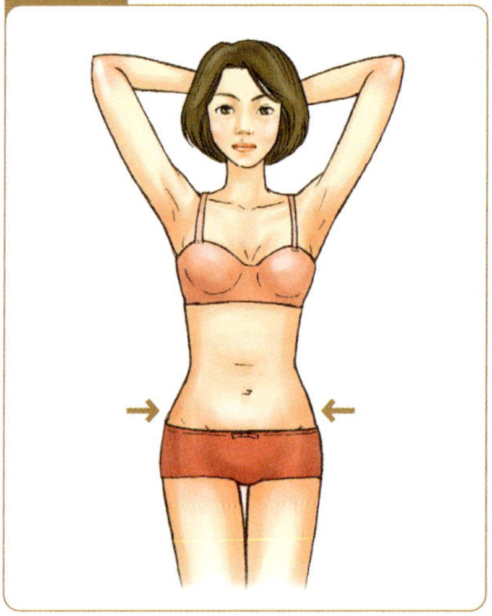

20대 중반의 카피라이터 H양은 잘록한 허리 라인을 가졌지만 아랫배 때문에 골반바지나 비키니 수영복을 꺼리던 차 시술을 받게 되었다.

tip

탄력있는 복부 만들기

아랫배 쏙 들어가게 만드는 운동법

1. 바닥에 앉아 무릎을 세운 다음 좌우 무릎을 어깨 폭보다 약간 넓게 벌린다.

   손으로 허벅지를 잡아 등을 둥글게 한 채로 상체를 뒤로 눕힌다.

   아랫배가 긴장되는 것이 느껴지면 멈춰서 5부터 10까지 센 뒤 원래 동작으로 돌아간다.

2. 처음 자세에서 팔을 가슴 앞으로 교차시켜 상체를 뒤로 눕힌다.

   아랫배에 힘이 들어가는 것을 확인하며 5부터 10까지 센다.

   10회 반복한다.

3. 처음 동작에서 양손을 머리 뒤에서 잡은 뒤 상체를 뒤로 눕혀 5부터 10까지 숫자를 세며 자세를 정지한다.

   10회를 기본으로 서서히 늘려간다.

윗배 군살 사라지게 하는 운동법

1. 반듯이 누워 무릎을 세우고 어깨 폭보다 약간 넓게 벌린다.

   양손은 허벅지 부분에 가볍게 붙인다.

2. 턱을 들고 등을 둥글게 하여 허벅지에 붙인 손이 미끄러지듯이 천천히 상체를 들어올린다.

   무릎 가까운 위치에서 허벅지를 잡고 10까지 숫자를 센다. 10회 반복한다.

3. 양손을 가슴 위에서 교차시킨 자세로 상체를 위로 올린다.

   명치 부위가 긴장하는 느낌이 들면 정지해서 10까지 센다. 10회 반복한다.

4. 양손으로 머리를 잡고 상체를 일으킨다.

   10초간 그 자세를 유지하고 10회 반복한다.

   여기까지 가볍게 할 수 있으면 시작부터 이 포즈까지 연속하나 횟수 관계없이 할 수 있을 때까지 한다.

허리띠 위로 넘치는 윗배 군살 ▶ 허리띠 구멍을 두 칸 앞으로!

윗배 비만은 폭식과 과식을 자주하는 남성들에게 많이 나타난다. 흔히 내장에 지방이 많아서 생긴 것으로 내장비만이라고도 한다. 다른 부위의 비만과 달리 내장 주위의 지방세포는 분해되기 쉬워서 혈액을 타고 흘러 혈중 콜레스테롤 수치를 높여서 각종 성인병을 유발한다. 때문에 어떤 비만보다 주의 깊은 관리가 필요하다. 내장지방은 지방흡입술로는 제거가 되지 않기 때문에 적절한 운동과 약물처방 그리고 적당한 양의 식사요법을 병행해 치유해야 한다.

복부 전체 비만 ▶ 미용도 건강도 함께 찾아요

점심시간, 맛있기로 소문난 식당에 가보면 아줌마들 세상이다. 왁자지껄 한바탕 이야기 꽃을 피우고 있는 40, 50대 여성들의 모습은 이제 익숙한 점심시간 풍경이 되어버렸다. 그리고 맛있게 음식을 먹고 난 후 들려오는 한결같은 소리.

"아휴, 또 과식했네, 살 빼야 하는데….""뱃살 또 늘었네."

일어나서 나가는 그녀들의 배를 보면 정도 차이는 있을지언정 하나같이 배가 나왔다는 사실을 발견할 수 있다. 아마도 복부 비만은 중년 여성들이 공통적으로 안고 있는 고민거리일 것이다.

윗배와 아랫배가 모두 불룩한 복부 비만은 피하지방뿐 아니라 내장지방도 많아서 복부 비만 중 가장 심각한 유형이다. 특히 내장비만은 지방흡입으로는 치료가 되지 않으므로 식이요법과 약물요법 등의 체중 감량이 선행되어야 한다.

전체적으로 비만임에도 복부 쪽에 군살이 없다면 옷 맵시는 물론 체형도 훨씬 길어 보이고 날씬해 보이는 효과를 얻을 수 있다. 시술 방법으로는, 지방흡입술을 이용하여 배꼽 안쪽이나 사타구니 안쪽을 절개하여 적게는 1킬로그램에서 많게는 3킬로그램까지의 지방을 흡입하는데, 체중 감량 효과와 더불어 사이즈도 10~15센티미터 이상 줄일 수 있다.

남자들의 위험천만 복부 비만 ▶ 운동과 치료로 건강한 배 만들기

40대 중년이 되어 나오기 시작한 뱃살은 식사량을 줄이고 운동량을 늘려도 좀처럼 빠지지 않는다. 남자는 지방이 주로 간과 소장 등 내장 사이에 끼고 폐경 이전의 여성에게는 피부 아래에 쌓이다가 폐경 이후에는 복부로 몰린다. 특히 복부 비만은 남녀 모두에게 내장비만을 겸하고 있는데 내장지방을 방치하면 고지혈증, 당뇨병, 지방간, 고혈압, 뇌졸중, 심장병을 일으키고, 복압을 상승시켜 위산식도역류, 기능성소화불량, 신경인성방광(요실금의 일종)을 초래한다. 내장지방의 경우 한번 축적되면 좀처럼

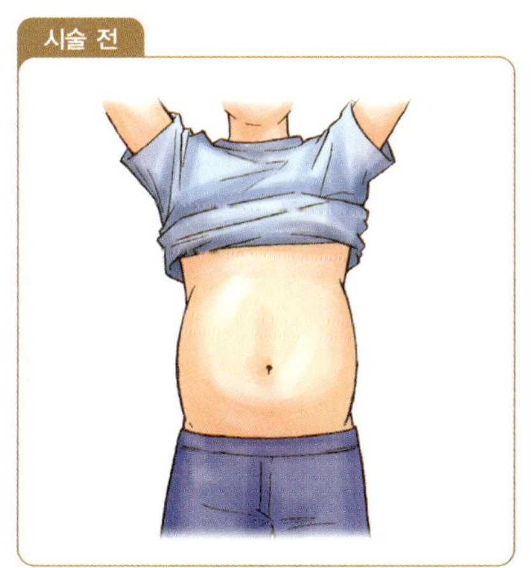

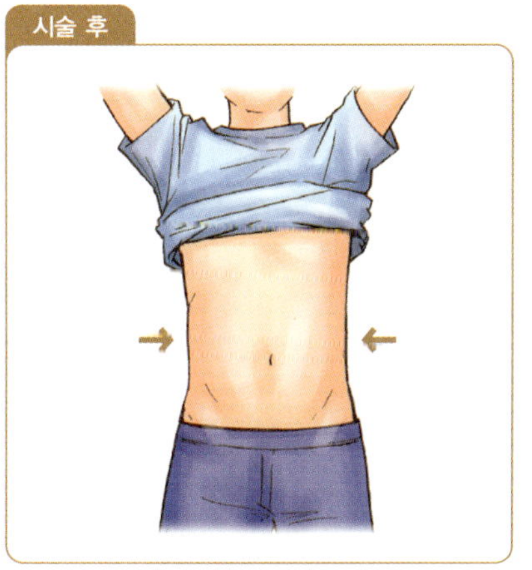

배 모양만 보면 분명 임신부처럼 보이는 30대 중반의 젊은 남성으로, 배꼽을 중심으로 전체적으로 불룩 나온 배의 지방을 지방흡입술과 레이저 요법으로 제거했다.

복부의 군살 없애는 운동

A 상체 들어올리기

1. 발을 쭉 펴고 몸을 일자로 만들어 바닥에 눕는다. 팔은 쭉 펴서 양 옆에 가지런히 놓는다. 누운 자세에서 숨을 들이마시면서 머리와 어깨를 들고 팔은 45도 각도로 위로 쭉 펴서 올린다. 이때 손바닥은 쭉 펴서 손 끝이 천장을 향하도록 한다.
2. 숨을 내쉬면서 상체를 천천히 들어 올려 앉은 자세를 취한다. 천천히 상체를 뒤로 눕혀 처음의 자세로 돌아가는데, 팔은 올린 상태를 유지한다. 10번씩 3회 반복한다.

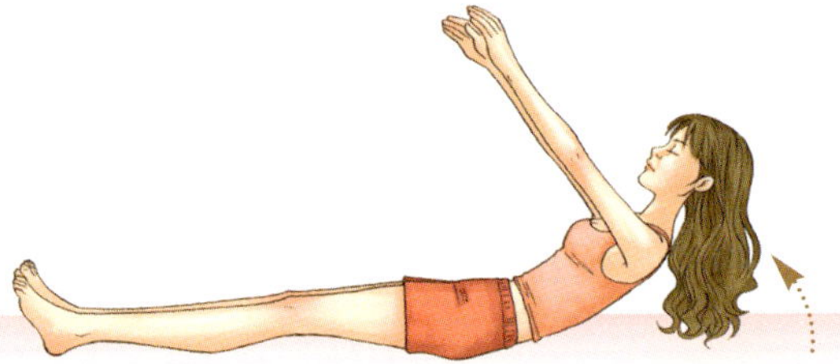

B 엉덩이 들어올리기

1. 바닥에 등을 대고 눕는다. 양팔을 쭉 펴서 손바닥이 바닥에 닿도록 한다.
2. 양다리를 공중으로 곧게 올린다. 숨을 내쉬면서 복근을 이용하여 엉덩이를 바닥에서 2.5센티미터 정도 들어올리고, 숨을 들이쉬면서 엉덩이를 내려 처음 자세로 돌아온다. 이때 가능한 한 다리를 곧게 펴고 다리를 흔들거나 차지 않는다. 8번씩 3회 반복한다.

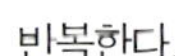

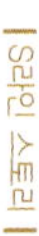

분해되지 않고 지방이 계속 쌓이게 하려는 성질이 생기므로 악순환에 빠지기 쉽다. 내장지방은 스트레스를 심하게 받거나 움직임이 없이 편안한 상태가 유지될 때도 증가할 수 있으므로 적당한 운동이 필수적이다.

복부 비만을 일으키는 가장 큰 원인은 잘 알려져 있듯이 과식과 운동 부족이다. 과식하고 운동을 하지 않으면 남은 칼로리가 복부에 지방으로 쌓인다. 식생활의 서구화도 한 요인이다. 음주와 흡연도 복부 비만을 일으키는 것으로 알려져 있다.

복부 비만을 예방하려면 무엇보다 걷기 · 수영 등 열량 소모가 많은 유산소운동을 해야 한다. 웨이트 트레이닝 등 근육운동을 병행해 기초대사량을 늘리는 것도 중요하다. 운동을 처음 시작한다면 낮은 강도에서 시작해 2주 간격으로 운동량을 점차 늘려나가는 것이 좋다. 내장지방을 태울 수 있는 유산소운동을 꾸준히 하는 것이 가장 좋은 복부 비만 예방법으로 하루 30분~1시간씩 주 3회 걷기운동을 하면 심장질환 발생 위험이 10퍼센트 감소한다는 연구 결과도 있다.

허리둘레 기준으로 남성 35인치, 여성 33인치를 초과했을 때 복부 비만이라고 하는데 이런 상태로 3개월 정도 식사 조절과 운동을 꾸준히 했는데도 허리둘레가 감소하지 않으면 식욕억제제나 지방흡수억제제 등의 약물처방을 받기도 한다.

: 허리(옆구리)

크고 탱탱한 가슴과 도도한 듯 올라붙은 볼륨감 있는 엉덩이, 그리고 탄탄하고 슬림한 허리는 여성의 섹시미를 표현하는 신체부위다. 그 중에서 허리는 다른 부위와 달리 한껏 드러내 보일 수 있다는 점 때문에 여성들이 가장 많이 신경쓰며 가꾸고 있다. 여성의 옷 맵시와 섹시함은 바로 허리 라인에 달려 있다 해도 과언이 아니다. 특히 상체에 달라붙는 셔츠나 허리가 드러나는 골반바지를 멋스럽게 입기 위해서는 일명 비키니라인이라고도 불리는 가늘고 탄탄한 허리 라인은 필수다.

굵은 허리는 일명 '아줌마 몸매'를 연출하는 주역으로 출산 경험이 있는 여성들에게 주로 나타나지만 30세가 지나면 여성들의 허리 사이즈는 자연적으로 늘게 되어 있다. 체중이 1년에 평균적으로 0.2킬로그램씩 늘어나게 되는데 이유는 기초대사량이 적어지기 때문이다. 이때 대부분의 지방이 골반과 넓적다리에 쌓이게 된다. 30대 후반에 접어들면 에스트로겐과 프로게스테론 같은 여성 호르몬이 허리에 축적되기 때문에 나이든 여성일수록 허리가 굵어지는 것이다.

또한 스트레스도 허리둘레를 늘이는 요인으로 작용한다. 최근 미국 예일 대학에서 실시한 연구에 따르면 만성 스트레스를 지닌 여성들의 허리둘레가 가장 컸다. 이런 현상은 스트레스 호르몬인 코티졸의 과다 분비 때문이라고 추측되고 있다. 해결 방법으로는 코티졸을 높이는 것으로 알려진 흡연, 음주, 수면 부족 등을 줄이는 것이다. 운동, 음악 감상, 심호흡, 기분 좋게 웃기 등으로 스트레스 호르몬 수치를 내리는 것도 허리둘레를 줄이는 좋은 방법이다.

옆구리 뒤쪽의 물렁한 군살 ▶ 가는 허리로 요염한 뒤태를 뽐내다

양손을 허리에 올렸을 때 양쪽 엄지손가락이 닿는 부위 바로 아래, 즉

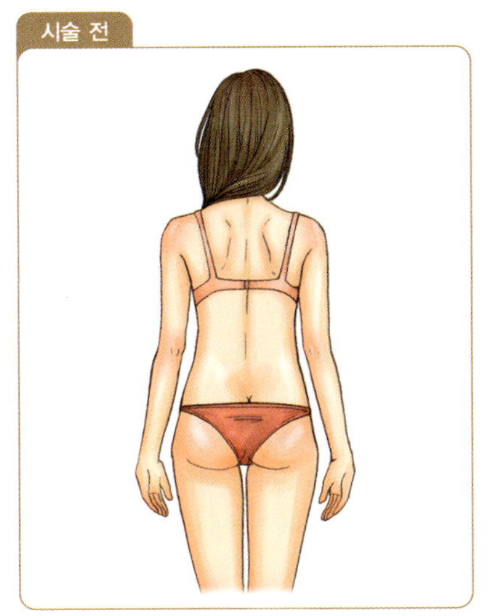

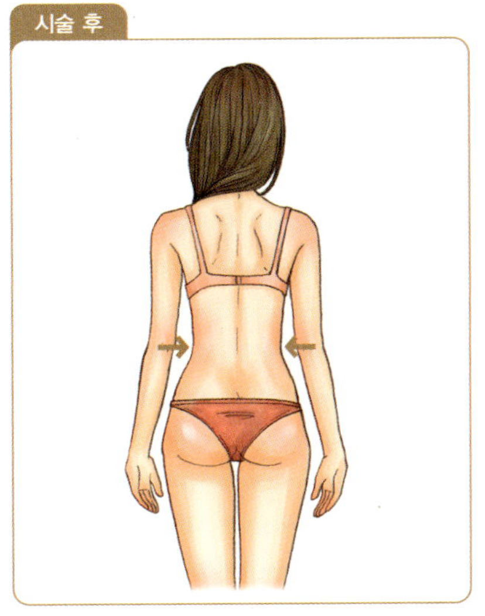

전체적으로 가냘픈 체구에 예쁜 라인을 갖고 있는 의뢰인으로, 등에는 뼈가 보일 정도로 군살 하나 없지만 엉덩이 위 옆구리 뒤쪽에 부분적으로 군살이 있어 그곳을 정리하였다.

옆구리 뒤쪽에 군살이 있으면 허리도 굵어 보일 뿐만 아니라 엉덩이도 퍼져 보인다. 이 부위에 군살이 있는 경우 원하는 허리 라인대로 지방흡입 시술을 하면 예쁜 엉덩이와 허리선을 가질 수 있다.

옆구리 양 옆의 군살 ▶ 없앤 만큼 살아난 섹시 라인

허리 라인을 결정짓는 옆구리는 복부와 연결되어 있어 군살이 있는 경우 전체적으로 배를 넓고 크게 보이게 한다. 뱃살로부터 시작한다고 볼 수도 있는 옆구리 살은 바디라인을 망치는 치명적 요인이다. 팔과 다리가 아무리 날씬해도 몸통, 특히 허리 라인이 두루뭉술하면 실제보다 더 뚱뚱해 보일 뿐만 아니라 어떤 옷을 입어도 맵시가 나지 않는다.

TV를 보거나 설거지를 할 때도 잠시 틈을 내어 팔을 위로 젖히고 몸을 좌우로 당겨 옆구리를 들들 볶아 군살이 생기는 틈을 주지 말아야한다.

: 엉덩이

세계적인 남성잡지 《FHM》이 '2006년 세계에서 엉덩이가 가장 섹시한 미녀'로 선정한 여성은 쿠바의 비다 구에라(Vida Guerra)이다. 160센티미터의 작은 키임에도 볼륨감 있는 매력적인 엉덩이를 자랑한다. 엉덩이 하나만으로 뭇 남성들의 시선을 한 몸에 받은 최고 모델이 된 비다의 경우처럼, 잘록한 허리에 둥글고 볼록한 엉덩이는 남성들에게 강하게 어필할 수 있는 섹시미의 절정이다. 그러나 긴 하체에 올라붙은 볼록한 엉덩이를 가진 서양 여성과 달리 동양 여성은 신체 구조상 대부분 펑퍼짐하고 처진 엉덩이를 갖고 있다. 특히 엉덩이는 허벅지와 함께 저장성 지방세포가 가장 많이 분포해 있어 나이가 들수록 더 커지고 처진다.

엉덩이 부위는 지방흡입술과 용해술을 병행해야만 최대의 효과를 거둘 수 있다. 엉덩이 아래쪽에 5~7밀리미터 정도의 작은 절개를 내고 그곳을 통해 1~2리터 정도의 지방을 뽑는다. 이렇게 뽑아낸 지방을 다시 엉덩이 윗부분과 허리 쪽으로 옮겨줌으로써 힙업 효과도 내는 것이다. 수술 후 통증은 심하지 않으며 걷는 데도 별 지장이 없을 정도로 회복이

상당히 빠르다. 수술 후 한 달부터는 에어로빅이나 수영 등을 하여 엉덩이의 탄력을 유지하는 것이 좋다. 또한 2~3개월 동안 압박복을 착용한 채 생활하고 엉덩이 마사지와 같은 체형교정 프로그램을 성의껏 받으면 원하는 체형으로 빨리 회복할 수 있다.

빈약한 엉덩이 ▶ 볼록 탱탱 섹시한 엉덩이 완성

아무리 예쁜 몸매를 지녔어도 엉덩이가 평평하고 빈약하면 매력은 반감되기 마련이다. 흑인 모델들이 유난히 섹시해 보이는 이유 역시 탄탄하게 올라붙은 엉덩이 때문이다. 엉덩이에 적당히 살집이 있고 볼륨이 있어야 가슴, 허리와 함께 완벽한 S라인을 이룰 수 있는 것이다. 엉덩이는 몸매의 전체적인 균형을 위해 잘 관리해야 하는 부위이지

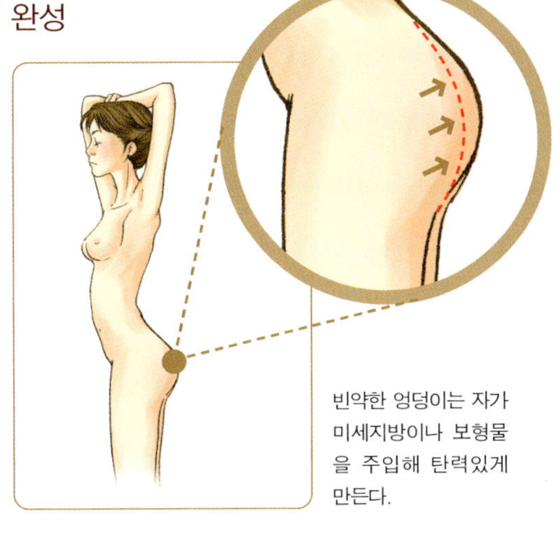

빈약한 엉덩이는 자가 미세지방이나 보형물을 주입해 탄력있게 만든다.

만 아이 한둘 낳고 정신없이 생활하다보면 어느 새 엉덩이 라인이 밉게 변해 있어 주부들을 고민스럽게 만든다. 빈약해진 엉덩이를 다시 살리기 위한 방법으로 체형성형에서는 자가 미세지방이나 보형물을 엉덩이에 주입해 탱탱하게 볼륨감을 주고 처진 부위를 올려 붙게 만든다.

엉덩이 면적을 넓게 만드는 엉덩이 외측 살 ▶ 한 곳으로 모아 UP!

엉덩이와 가까운 허벅지에 지방이 집중적으로 쌓인 경우 허벅지 살이 바깥쪽으로 불룩 튀어나와 엉덩이를 더욱 펑퍼짐하게 한다. 게다가 팬티 밖으로 군살이 비집고 나오고 팬티 자국도 선명하게 남긴다. 이때 팬

한채영처럼 엉덩이 볼륨UP 체조

A 엉덩이에 힘주기

1. 똑바로 누운 상태에서 손은 자연스럽게 옆으로 붙이고 배에 힘을 준다.
2. 배에 힘을 준 상태에서 골반을 약간 들어 올리고 둘까지 세면서 엉덩이에 힘을
   준다. 다시 둘까지 세면서 천천히 푼다. 20회 반복한다.

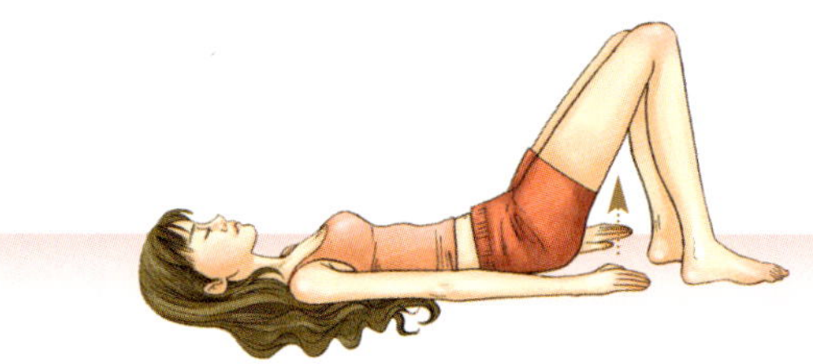

B 한 발로 버티기

1. 바닥에 등을 대고 똑바로 누운 다음, 무릎을 세워 발바닥을 바닥에 붙인다.
2. 무릎을 붙인 상태에서 엉덩이를 들면서 왼쪽 다리를 앞으로 쭉 뻗는다. 이때 팔
   윗부분, 어깨, 머리는 바닥에서 떨어지면 안 되고, 허리와 엉덩이는 기울
   어지지 않고 일직선이 되어야 한다. 15~30초간 이 자세를 유지하
   며 심호흡을 한다. 엉덩이를 내리고 처음 자세로 돌아온다. 좌
   우 각각 15~30초씩 반복한다.

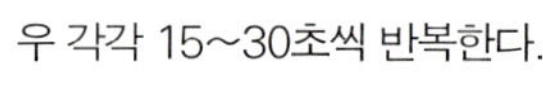

티 밖으로 삐져나오는 지방을 제거하여 엉덩이 라인을 정리해주면 깔끔하고 단정한 모양을 갖추게 된다. 이렇게 흡입한 지방을 엉덩이의 빈약한 부분에 다시 이식하여 볼륨감 있는 새로운 엉덩이 라인을 만드는 방법도 생각해볼 수 있다.

: 허벅지

우리 몸 중에서 허벅지는 가장 살이 찌기 쉬우면서 빼기 어려운 부위다. 가장 근본적인 원인으로는 지방분해 및 저장에 관여하는 '지단백 분해효소' 라는 효소의 활성작용을 들 수 있다. 이 효소는 사춘기와 20대 초반까지, 엉덩이와 허벅지 등 하체에서 활발하게 작용한다. 반면 지방을 빨리 분해시키는 '베타 아드레날린 수용체' 는 얼굴 등 상체에 많다.

게다가 말초신경이 많이 분포되어 혈액 순환이 원활하지 않은 부위가 허벅지인 관계로 잘 붓고, 다른 부위에 비해 다이어트 효과가 잘 나타나지 않는다. 또한 지방세포가 과다하게 쌓이면 셀룰라이트도 생길 수 있다. 부분적으로 과다하게 축적된 지방 때문에 혈액 순환이 잘 안되면서 노폐물, 독소, 수분 등의 배출이 제대로 이루어지지 않아서 피부 표면에 울퉁불퉁한 덩어리 같은 것이 생기는데 외관상 보기가 좋지 못하다.

여성의 경우 복부 둘레와 허벅지 둘레의 비율이 3:2보다 크면 허벅지 불균형으로 진단 내린다. 허벅지 살을 빼기 위해서는 유산소 운동으로 몸 전체의 체지방량을 줄여 나가는 동시에 다리 근육을 전체적으로 늘려주는 스트레칭과 마사지를 병행하여 하반신의 혈액 순환을 원활히 해

주는 것이 좋다. 식이요법으로는 몸 속의 수분이 정체되는 것을 막기 위해 짠 음식은 피하고 단백질을 많이 섭취하는 것이 좋다.

그러나 허벅지 비만은 타고난 지방분포 패턴 때문에 생기는 것으로 다이어트나 운동 등의 방법으로는 쉽게 해결하기 힘들다. 지방흡입 수술은 쉽게 빠지지 않는 허벅지의 지방제거에 도움을 줄 수 있다. 허벅지의 경우 지방이 고루 축적되기 때문에 허벅지 옆면, 안쪽, 무릎 위, 허벅지 뒤쪽 등 허벅지 전체에 골고루 균일하게 지방을 제거해 주어야 한다. 시술 후 약 1개월 동안 압박복을 착용하면 효과가 더욱 좋다.

세계 최초로 미국 식품의약국의 승인을 받아 그 안정성을 인정받은 어코니아 레이저를 이용한 지방흡입 수술은 지방을 액체 상태로 녹여 몸 밖으로 빠르게 배출될 수 있도록 한다. 기존의 시술에 비해 멍도 덜 들고 출혈도 적으며 회복 역시 빠르다. 수술 후 즉시 퇴원이 가능해 일분일초가 아쉬운 현대인에게 알맞은 맞춤형 시술법이라고 할 수 있다.

안쪽으로 맞닿은 허벅지 군살 ▶ 자유롭게 슬림하게 홀로 서게 하라

서 있을 때 허벅지 내측의 살이 서로 닿을 정도로 지방이 많은 경우는 미관상 보기도 흉하지만 여름이면 땀이 차서 위생상 좋지 않고 살이 서로 쓸려 불편하다. 특히 청바지나 몸에 달라붙는 바지를 입는 경우 불편함은 물론이고 둔해 보이기까지 한다.

모양이 다른 짝짝이 허벅지 ▶ 이기적인 허벅지로 변신

사람의 신체는 좌우로 대칭을 이루며 왼편과 오른편이 똑같은 듯 하나 실제로는 크기나 모양이 모두 조금씩 다르다. 허벅지도 약간의 차이가 있을 수 있는데 예를 들어 오른쪽이 왼쪽보다 더 두껍거나 셀룰라이트가 많을 수도 있다. 하지만 비대칭의 정도가 심한 경우에는 교정이 가능하다.

승마바지형 허벅지 ▶ 말에서 내려 매끈한 라인을 찾아라

약간 타이트하다 싶은 바지를 입었을 때 마치 승마 바지를 입은 듯 보이는 사람이 있다. 즉, 엉덩이에서 허벅지 바깥쪽에 이르는 부위에 군살이 두툼하게 붙어 마치 승마바지를 입은 듯한 착각을 불러일으키는 것이다. 이러한 몸매는 한국인의 체형 중에 가장 일반적인 경우로 허벅지와 엉덩이를 해결하지 않고서는 벗어날 수 없다. 허벅지와 연결된 엉덩이 라인을 함께 정돈하여 자연스럽게 매끈한 라인을 찾는 것이 포인트이다.

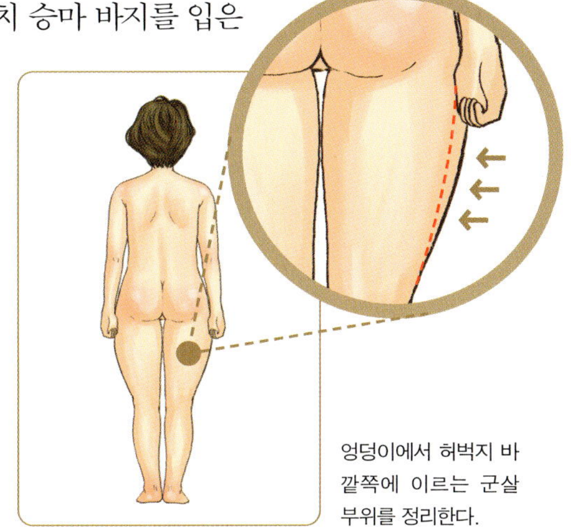

엉덩이에서 허벅지 바깥쪽에 이르는 군살 부위를 정리한다.

허벅지 앞쪽의 불룩한 지방 ▶ 날렵하고 가벼워 보이는 다리로 전환

앞에서 보면 표시가 나지 않지만 옆모습을 보면 허벅지 앞부분이 불룩하게 돌출되는 경우를 말한다 외측과 내측의 중앙에 셀룰라이트가 뭉쳐 형성된 것으로 심한 경우 무릎까지 형성되기도 한다.

매력적인 허벅지 만들기

허벅지 안쪽을 날씬하게

1. 발을 어깨너비보다 넓게 벌리고 선다. 손은 허리에 살짝 얹는다.
2. 무릎을 최대한 직각에 가깝게 굽힐 수 있는 만큼 굽혀 몸을 아래로 내린 다음 원래 자세로 돌아온다. 15회 반복한다.

허벅지 전체를 날씬하게

1. 바닥에 옆으로 누워 팔꿈치로 몸을 지탱한다.
   위에 놓인 다리를 들어 올린다. 발끝은 수평이 되게 쭉 편다.
2. 다리를 뒤로 이동시킨다. 무릎을 꺾지 말고 다리 전체를 움직여야 한다.
3. 무릎을 구부려준다. 각 동작을 할 때 마다 잠시 정지한 상태를 유지한다.
   각 5회씩 실시한다.

엉덩이와 허벅지에 탄력을 주는 엉덩이 올리기

1. 똑바로 누운 상태에서 무릎을 구부리고, 팔은 머리 뒤쪽으로 모은다.
2. 엉덩이와 배에 힘을 주고 몸통과 허벅지가 일직선이 되도록 들어올린다.

허벅지에 탄력을 주는 다리 당기기

1. 엎드린 자세에서 허리를 곧게 펴고 한쪽 팔로 반대쪽 발등을 잡는다.
2. 엉덩이에 발뒤꿈치가 붙게 최대한 당긴 후 좌우 교대한다.

허벅지 군살 빼주는 스트레칭

1. 바닥에 편안한 자세로 엎드린 다음 무릎을 굽혀 발끝이 위를 향하게 한다.
   이때 발목을 쭉 뻗는다.
2. 한 발씩 교대로 몸 쪽으로 차준다.
   발뒤꿈치가 허벅지에 닿을 정도로 하면 좋다. 20회 반복한다.

: 종아리

모든 여성들은 일자로 쭉 곧은 날씬한 다리 라인을 갖고 싶어 한다. 치마가 입고 싶어도 바지만을 고집하는 여성 대부분이 종아리에 자신이 없어서이다. 일명 '무다리'로 불리는 굵은 종아리의 원인에는 여러 가지가 있다.

선천적으로 뼈가 굵은 경우, 운동으로 단련되어 근육이 발달한 경우, 피하지방이 많아 종아리가 굵어진 경우 세 가지로 나누어 생각할 수 있다. 이 중 굵은 종아리의 교정은 원래부터 뼈가 굵은 경우를 제외하고는 어떤 경우라도 교정이 가능하다. 체형전문의인 나의 진료 경험으로 볼 때 선천적으로 뼈가 굵은 경우보다는 종아리 부분의 근육이 발달한 경우가 가장 흔하다고 하겠다.

이때 근육이 많은 경우에는 신경 차단술, 신경 절단술, 근육 응고술을 생각해 볼 수 있다. 그리고 지방이 많은 경우에는 레이저 지방흡입을 생각해 볼 수 있다.

지방흡입 수술과 더불어 엔디야그 레이저를 이용한 레이저 지방파괴술을 병행하면 보다 더 효율적이고 안전한 치료 효과를 얻을 수 있고, 레이저 시술과 고주파 종아리축소술을 사용하여 지방과 근육을 동시에 줄여주면 두 가지 시술외 상승 효과가 나타나서 매끄러운 다리선이 완성된다. 또한 메조테라피 요법을 병행하면 시너지 효과뿐만이 아니라 붓기도 줄일 수 있다.

지방이 많은 물렁살 종아리 ▶ 탄탄하고 날렵한 종아리로!

몸 전체가 뚱뚱한 사람들에게서 많이 발견되는 유형으로 다리에 힘을 준 상태에서도 피하지방이 잡힌다. 통상적으로 똑바로 서서 한쪽 다리에 힘을 주고 피부를 집었을 때, 피부와 지방이 무릎 안쪽에서 3센티미터, 종아리에서 2센티미터 이상 잡혔을 때 지방흡입의 효과가 좋다고 할 수 있으나 실제적으로 약간의 지방이 있는 경우에도 수술이 가능하다. 종아리 부위는 피하지방층이 얇기 때문에 가느다란 관으로 세밀하게 흡입해야 하며 시술시 주의를 요한다. 보통 수면 마취나 부분 마취를 한 뒤 무릎 뒤쪽 살이 접히는 부분의 피부를 2~3밀리미터 정도 절개한 후 가느다란 흡입관을 넣어 지방을 흡입하는데, 시간은 대략 1시간 정도이다. 수술 후 바로 일상생활이 가능하다. 시술 후 붓기도 거의 없는 편이고 압박 스타킹을 입으면 시술 초기에도 표가 나지 않는다.

근육이 많은 알통형 종아리 ▶ 미끈한 종아리로!

치마를 입고 걸어가는 여성들을 바라보며 남성들이 가장 많이 시선을 두는 곳이 어디일까? 바로 다리일 것이다. 곧게 쭉 뻗은 여성의 종아리는 여성미의 상징이다. 그런데 종아리가 두꺼운 근육 때문에 울퉁불퉁하다면 외관상 무척 흉할 것이다. 이와 같은 근육형 종아리는 어려서부터 운동을 했거나 아니면 오르막길이나 산길을 많이 오르내린 경우 생성된다. 이런 경우 스트레칭으로 종아리 라인을 곧게 펴주는 것이 중요하다. 그리고 고지방, 고단백의 음식 섭취를 피하고 꾸준한 스트레칭으로 지방 연소와 근육 단련을 동시에 하는 것이 좋다.

종아리의 근육을 치료하는 데에는 다양한 방법이 있다. 이중 최근에 많이 시행하는 시술로는 고주파 신경 절단술과 근육 응고술이 있다. 고주파 신경 절단술은 기존의 신경 절단술이 흉터가 남고 일상생활에 지장이 있었던 데에 비해 흉터가 남지 않고 시술 직후에도 일상생활이 가능하여 최근 선호도와 만족도가 높은 시술로 평가받고 있다.

신경 차단술은 재활의학과에서 뇌 손상 후 생긴 근육의 과항진 현상인 경직을 치료하기 위한 방법으로 이미 오래 전부터 사용되었다. 이를 미용 분야에 응용해오던 중 고주파를 사용함으로써 신경 차단술의 단점인 증상의 재발을 획기적으로 낮추었다. 시술 직후에도 효과를 확인할 수 있을 정도로 그 효과가 빠르다는 장점도 있다.

고주파 근육 응고술은 고주파에서 발생하는 열을 사용하여 근육을 응고시키고 응고시킨 근육은 체내로 천천히 흡수되어 근육의 부피가 감소되게 하는 방식이다. 1~2개월에 걸쳐서 근육 부피의 감소가 일어나고 수술 후 붓기 감소를 위해 압박 스타킹을 착용한다.

부종으로 두꺼워진 경우라면

약간 무리를 해서 걷거나 조금이라도 피곤하면 금방 다리가 붓는 사람이 있다. 이는 젖산의 축적과 혈액 순환 장애가 원인이거나 신장이 좋지 않이 다리가 붓기도 한다.

내부분 체온이 낮고 체력이 약힌 사람에게 니타나는 증상으로 무리한 운동은 피하고 잠자기 전 목욕이나 마사지로 부기를 제거해 주는 것이 효과적이다. 또 평소 쉽게 붓는 사람은 음식 조절이 중요한데 지나치게 차거나 짠 자극적인 음식을 피하는 것이 좋다.

예쁜 종아리 만드는 습관

1. 올바른 자세 유지

일상생활에서 바른 자세를 유지하는 것이 예쁜 체형을 가지기 위한 첫째 조건이다. 컴퓨터를 사용할 때 허리를 활처럼 휘게 하고 앉거나 다리를 꼬는 자세, 한쪽 다리에 무게 중심을 두고 비스듬하게 서는 자세 등은 척추 건강에도 좋지 않을 뿐 아니라, 종아리 부종을 만드는 원인이 된다. 특히 다리를 꼬고 앉는 자세는 하지정맥류에 가장 큰 악영향을 미친다.

2. 장시간 서 있어야 할 땐 수시로 다리 운동을 한다.

장시간 서 있어야 하는 경우 무릎을 굽혔다 펴는 동작을 반복하거나, 다리를 앞뒤로 벌리고 뒤꿈치를 들었다 내렸다 하는 동작을 1시간에 한 번씩 해준다.

3. 종아리 냉수 마사지

잠자리에 들기 전 약간 센 수압의 냉수로, 종아리 샤워를 해주면 적당한 자극이 된다.

4. 맥주병 마사지는 지속적으로 해야 효과가 있다.

병으로 종아리를 아래위로 쓸어 올리듯이 하는 병 마사지는 지속적으로 해주어야 근육을 이완시키는 동시에 혈액 순환 효과도 기대할 수 있다.

5. 심장보다 높게 다리를 두고 충분한 수면을 취한다

다리가 부었을 때는 베개나 쿠션 등을 이용해 다리를 심장보다 조금 높은 위치에 두고 수면을 취한다. 사무실 등 실내에서는 구두 대신 편안한 슬리퍼로 갈아 신고 틈틈이 발목 운동과 스트레칭으로 혈액 순환을 도와주는 것이 좋다.

종아리 살빼기 운동(1)

1. 앉은 상태에서 왼쪽다리를 구부려 뒤꿈치를 엉덩이 옆에 놓고 무릎관절과 고관절

이 일직선상에 놓이게 한다. 오른쪽다리의 무릎을 세워 양손으로 발을 감싸 쥔다.

2. 숨을 들이시면서 천천히 오른쪽다리를 앞으로 내민다.

3. 숨을 내쉬면서 오른쪽다리를 점점 더 끌어올려 호흡을 조절한다. 30초간 자세를 유지한 뒤 숨을 들이쉬고 내쉬면서 다리를 내려놓는다. 반대쪽도 같은 방법으로 실시하고 2회 반복한다.

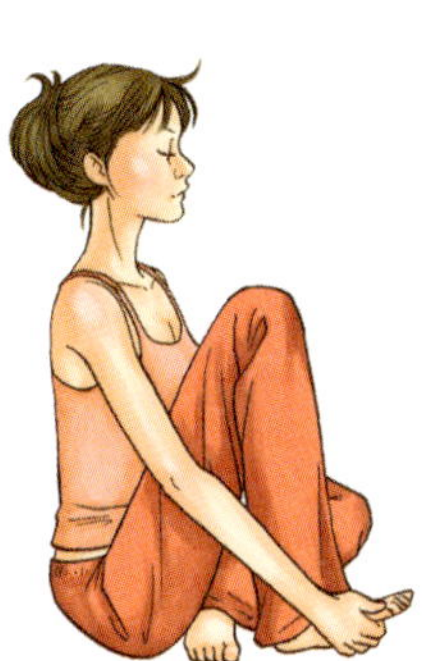
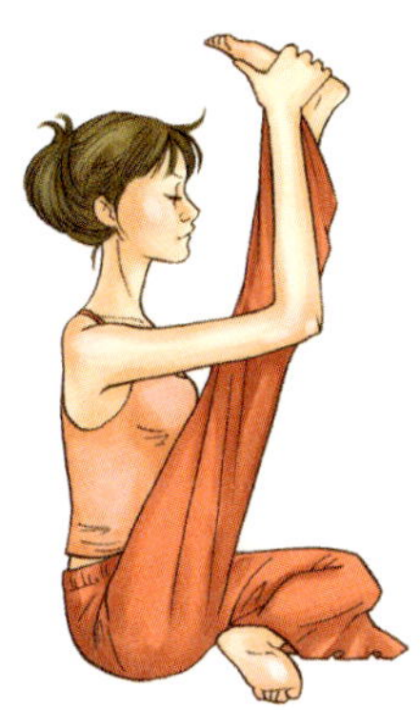

: 발목

상담을 하다보면 종아리는 얇지만 발목이 두꺼워서 고민인 사람이 의외로 많다. 심지어 어떤 환자는 종아리와 발목의 두께가 비슷해 보인다고 하소연을 하고, 심지어는 발목 뼈를 깎아 내는 방법을 문의하는 경우도 있다. 서양인들은 비만일 경우 상당한 지방이 발목에 축적되어 지방을 흡입하면 되지만 동양인은 지방 축적의 정도가 서양인들에 비해 적어서 지방을 흡입해 내기가 쉽기가 않다.

발목 부위의 적은 지방은 레이저 지방파괴술을 사용해서 교정이 가능

종아리 살빼기 운동(2)

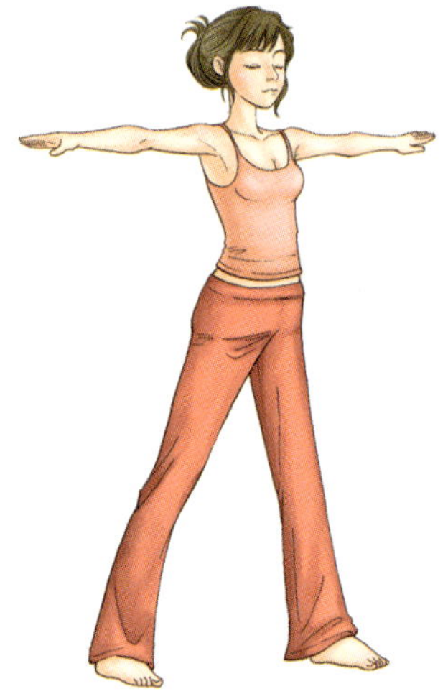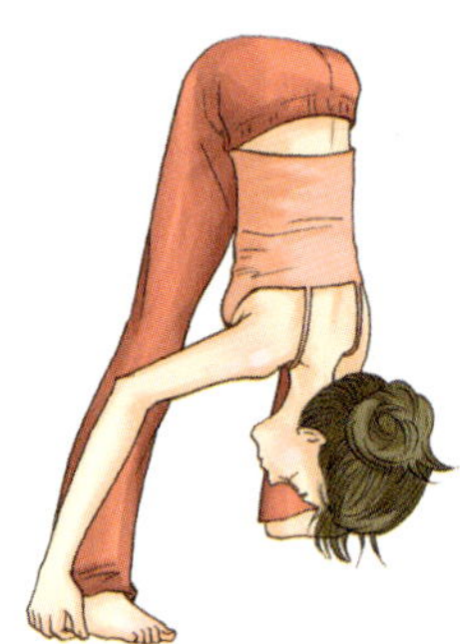

1. 양발을 어깨의 두 배 넓이로 벌리고 서서, 양팔은 어깨선 높이에서 옆으로 쭉 뻗는다.

2. 숨을 들이시고 내쉬면서 상체를 천천히 90도로 숙인다.

3. 다시 호흡을 조절하고 숨을 내쉬면서 양손으로 발뒤꿈치를 잡는다.

   팔꿈치를 굽히면서 어깨의 긴장을 풀고 등을 펴 호흡을 유지한다.

   20초간 자세를 유지한 뒤 숨을 들이시면서 천천히 상체를 일으킨다.

   호흡을 유지하다가 들이마시면서 천천히 상체를 일으킨다. 2회 반복한다.

이 동작은 두 다리를 길게 스트레칭 하는 동작으로 좌골 신경통을 예방해주고 또 다리 뒤쪽의 신경을 자극하여 다리 뒷부분을 슬림하게 만들어준다.

발목을 가늘게 하는 생활 습관

수시로 발목을 돌려 주고 발끝으로 계단을 오르내린다. 수시로 종아리를 풀어 주고 저녁에는 따뜻한 물과 찬물을 번갈아가며 20초 정도씩 족욕을 한다. 잠을 잘 때 다리 밑에 쿠션을 받쳐 주면 더욱 좋다.

하다. 시술 후 부기도 적고 보행에 지장을 주
지 않으며 시술 즉시 효과가 나타나 만족도
가 높은 시술 중의 하나이다. 하지만 발목은
보통 뼈와 인대로 이루어져 있기 때문에 두
꺼운 모양을 개선시키는 데 제약이 많다. 지
방이 많다면 지방흡입술로 충분히 효과를 볼
수 있지만 사람마다 조건이 다르므로 반드시
상담을 통해 시술 여부를 결정해야 한다.

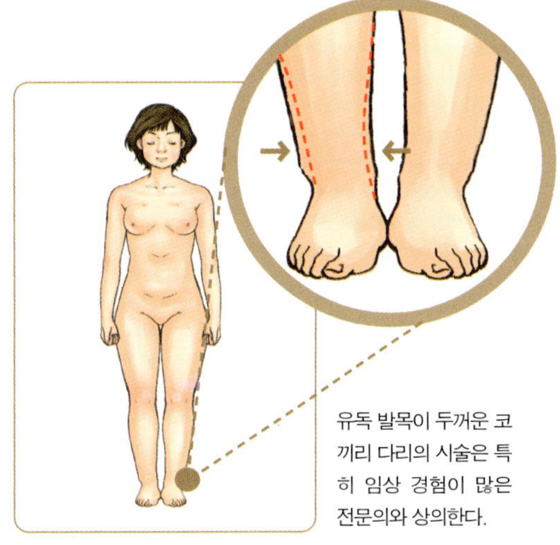

유독 발목이 두꺼운 코
끼리 다리의 시술은 특
히 임상 경험이 많은
전문의와 상의한다.

: 남성의 여성형 가슴

　그리 뚱뚱하지도 않은데 여성의 유방처럼 가슴이 돌출된 남성들이 더
러 있다. '가성 여성형유방' 이라 하여 사춘기를 지나 성에 눈 뜨는 17세
이후 청소년기에 발생한다. 원인은 지방 축적이나 유선 조직의 발달이
다. 남에게 선뜻 말할 수 없어 혼자 고민하다 성격 장애가 생기는 등 사
회생활에도 적잖이 지장이 있다.

　'가성 여성형유방' 의 원인이 지방의 과다 축적이 원인이라면 지방흡
입술만으로 교정이 가능하고 유선 조직의 발달이 원인이라면 유선 조직
절제술을 병행하여 교정할 수 있다. 과거에는 수술이 위험했지만 요즘
엔 레이저로 1시간 내에 수술을 해서 완치될 수 있고 겨드랑이에 1센티
미터 정도의 절개로 이루어지기 때문에 흉터도 남지 않는다.

: 예뻐진 바디라인 똑똑하게 지키기

매일 많은 환자를 접하면서 느끼는 점은 살을 빼는 것보다는 유지하는 것이 더 중요하다는 사실이다. 수술적 요법으로 아무리 지방세포의 수가 감소해도 환자의 생활 습관이 교정되지 않으면 지방세포의 크기 변화로 인한 체형의 변화를 막을 수는 없다.

체형 관리의 첫걸음은 정확한 정보와 처방이다. 그러나 첫걸음을 내딛기 위해서는 환자 자신의 의지가 무엇보다도 중요하다. 환자들을 대상으로 다이어트 프로그램을 실시해보면 비슷한 체형과 체질을 갖고 있더라도 환자의 의지에 따라 결과가 달리 나타나는 경우를 많이 보게 된다.

환자가 꼭 체형을 교정해야겠다는 확고한 의지를 가지고 의사가 제시하는 각종 처방을 충실히 따라줄 때 결과가 훨씬 더 확실하게 나타난다. 매일 매일의 식사 일지와 운동 일지, 처방 약의 복용 여부를 정리해 의지를 다지는 것도 한 방법이다.

지방흡입술을 비롯한 각종 다양한 체형성형 방법들은 자신이 원하는 아름다운 체형을 만들 수 있는 가능성을 제공하고 있다. 실제로 많은 사람들이 그러한 꿈을 현실화시키고 있다. 하지만 모든 사람이 꿈을 이루는 건 아니다. 체형성형의 성공에는 많은 요인들이 필요하지만 무엇보다 환자 자신의 꾸준한 노력이 절실하다. 이것은 결코 쉬운 일이 아니다. 만약 혼자만의 힘으로 꾸준하고 철저한 관리가 어렵다고 판단한다면 각 병원에서 실시중인 관리 프로그램들을 이용할 것을 권한다. 이는 아름다운 몸매를 위해 지금까지 쏟은 시간과 돈, 노력을 헛되이 하지 않는 한 방법이다.

그렇다면 체형성형으로 겨우 가꾸어낸 몸매를 어떻게 하면 똑똑하게 지켜낼 수 있을까? 평소 근력강화 운동인 웨이트 트레이닝과 조깅, 수영 등의 유산소 운동을 생활화해야 한다. 하지만 이러한 유산소 전신 운동과 아름다운 체형을 갖기 위한 운동은 조금 다르다. 팔뚝이나 복부, 허벅지 등 부분 다이어트를 할 때는 속보나 걷기와 같은 전신 운동을 20~30분 하고 난 다음 부분 운동을 해주는 것이 좋다. 전신 운동이 우리 몸의 유산소 에너지시스템을 가동시킬 수 있는 효소 분비를 더욱 원활하게 해주기 때문이다.

몸매 관리를 위해 고강도 운동을 할 필요는 없다. 고강도 운동은 근육 인대의 부상 위험을 높일 뿐 아니라 몸의 산소 소비량을 10~20배 증가시켜 유해 산소를 다량 발생시키기 때문에 오히려 역효과가 날 수 있다. 주 2~3회 꾸준히 저강도 운동을 하는 게 효과적이다. 또 운동 전후, 그리고 잠자기 전에 충분히 스트레칭을 해주면 몸을 풀어주고 안 쓰는 근육을 사용하게 함으로써 혈액 순환을 좋게 해준다.

어렵게 얻은 바디라인, 지키는 일도 결코 쉽지 않다. 하지만 쉽지 않다는 것이지 불가능하다는 것은 아니다. 불가능한 일처럼 보였던 아름다움을 자신의 것으로 만들지 않았는가! 부지런한 사람만이 아름다움을 지킬 수 있다. 그리고 행복해질 수 있다. 아름다움을 통해 얻은 자신감과 당당함으로 건강까지 챙긴다면 인생은 더없이 행복해질 것이다.

Chapter 04

체중은 산 위에서 굴러 내리는 바위와 같다.
땅 속에 박힌 바위를 움직이게 하는 것이 어려워서 그렇지 한번 움직이면 그 다음은 수월하다.
살 역시 마찬가지이다. 한두 달만 참고 죽어라 노력하면 다이어트는 성공한다.
우리의 몸은 정직하다. 무엇보다 살을 빼기 위해서는
자신의 몸을 원망하고 미워할 것이 아니라 사랑해주어야 한다.

S-Line Story

장지연,
장두열이 전하는

행복
메시지

Happy
Message

모든 여성들의 아름다운 행복을 위한 장지연의 The All

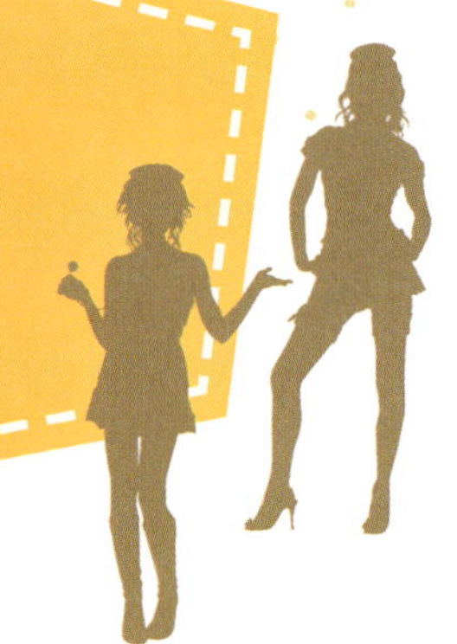

: 인생의 터닝 포인트

자기 자신에 대해 100퍼센트 만족한 사람은 세상에 없다고 생각한다. 여성의 경우 키나 외모, 몸매에 대해 대부분이 불만을 가지고 있다고 해도 과언이 아닐 것이다. 그로인해 마음의 상처를 입고 좌절한 채 삶의 의욕마저 상실하기도 한다. 무엇보다 자신감까지 잃어 대인관계에도 큰 지장을 초래하기도 한다.

88올림픽을 기점으로 경제 수준이 높아지면서 우리나라 사람들의 자아실현 욕구는 그 어느 때보다 강해지기 시작했다. 특히 여성들의 교육 수준이 향상되고 의식이 변화하면서 자신을 소중히 여기고 자신을 가꿀 줄 알게 되었다. 사람들이 흔히 하는 말 중에 외모보다는 마음이 더 중요하다는 얘기가 있다. 그러나 현실은 어떤가. 그 사람이 지닌 경제적 능력과 외모를 그와 동일시한다고 해도 과언이 아니다. 자신의 몸에 대해 별 불만이 없거나 무관심한 사람들은 잘 모른다. 신체 일부분의 콤플렉스가 얼마나 한 인간을 우울하게 하고 좌절하게 만들며 또 한없이 아프게 만드는지 이해할 수 없을 것이다.

홀쭉한 볼 살 때문에 혹은 너무 통통한 볼 살 때문에 고민인 사람은 늘 얼굴에 대해 자신 없어 하며 사람들 앞에서 자기도 모르게 고개를 숙인다. 통통한 하체를 부끄러워하는 아가씨는 자신의 청춘이 다 가도록 치마 한 번 당당하게 입지 못한다. 그러나 자신의 노력 여하에 따라 고쳐지고 수정되거나 교정될 수 있다면, 그래서 다시 힘을 얻고 앞으로 나아갈 용기와 희망이 생긴다면?

세상을 살아가면서 우리는 정말 별일 아닌 것에 상처받고 아파한다. 나는 비만한 분들의 고통을, 그리고 자신의 신체 결점에 대한 불만으로 우울한 생활을 하는 이들의 마음고생을 그 누구보다도 이해한다. 그토록 오랫동안 마음고생을 해오다 마침내 시술을 통해 고민하던 부분이 해결되고 자신이 바라던 대로 만족스러운 몸매를 얻게 되었을 때의 그 기쁨과 환희는 직접 경험하지 않은 사람들은 모른다. 비록 몸의 대수롭지 않은 부분의 콤플렉스이지만 그걸 해결함으로써 당사자는 삶의 자신감과 당당함을 함께 얻게 되고 더 나아가서는 자기 인생의 전환점의 계기를 마련할 수도 있는 것이다.

체형전문의로서 나는 몸매 때문에 상처받는 분들 편에 서서 그들의 마음을 헤아리고 그 분들이 원하는 바를 따르려고 한다. 지나친 요구를 해오는 경우도 없진 않다. 하지만 시술 후 행복해하는 모습을 보며 나는 내

일에 대한 만족감과 더불어 의사로서의 보람을 느낀다. 더 열심히 최선을 다해야겠다는 각오를 새롭게 다지면서 말이다.

오늘도 나는 내원하는 분들에게 아름다운 몸매와 행복을 약속하고 항상 최선을 다할 것을 내 자신에게 약속한다.

: 몸매도 찾아 주고 마음도 치료하는 체형성형

내가 의사가 되기로 마음먹은 건 중학교 때였다. TV를 통해 허준의 일대기를 다룬 드라마를 감명 깊게 보고 난 후였다. 허준이 환자의 고름을 입으로 빨아서 없애주던 모습을 보고 의사의 숭고한 정신을 느끼고 나도 그런 의사가 되고 싶다는 생각을 했었다.

그런데 막상 대학 진학을 눈앞에 둔 고교 시절이 되니 의대 진학이 망설여졌다. 평생 공부하며 살아야 하는 의사를 나처럼 놀기 좋아하는 사람이 잘 할 수 있을까. 게다가 학비 역시 문제였다. 부모님께 엄청난 학비를 수년 동안 보조받아야 한다는 것이 너무 죄송스러웠다. 생각 끝에 공대를 지원했는데 인연이 아니었는지 보기 좋게 낙방을 하고 말았다. 그렇게 재수를 하며 다시 공부를 할 때였다. 먼저 의대에 들어가 공부를 하던 친구들의 권유가 다시금 나에게 의사의 길을 생각할 수 있게 해주었다. 재수시절 정말 열심히 공부했던 것 같다. 물론 외로운 순간도 있었다. 하지만 나중에 돌아보니 그 인내의 시간이 있었기에 의대 생활을 더 잘할 수 있었던 것 같다.

그렇게 무사히 인생의 첫 통과의례를 거치고 결국 의대에 진학하게 되었는데 부모님뿐 아니라 많은 분들이 자랑스러워 해주시던 기억이 난다. 집안의 경사이자 동네의 자랑거리가 되어 보는 분들마다 칭찬을 하시는 통에 얼마나 쑥스러웠던지….

내가 비만에 대해 관심을 갖게 된 것은 가정의로서 양평에 개원하고 얼마 후였다. 평소 술과 기름진 음식을 즐기긴 했지만 바쁜 병원 생활을 하다보면 그렇게 살이 찌진 않았다. 그런데 개원 후 이전보다는 조금 생활에 여유가 생겨서인지 눈 깜짝할 사이에 몸무게가 10킬로그램 이상 늘어났다. 진료가 끝나면 늘 치킨과 마요네즈가 듬뿍 들어간 샐러드를 안주 삼아 맥주 마시기를 생활의 큰 즐거움으로 여겼던 것이 화근이었다. 후회해봐야 소용이 없었다. 부랴부랴 다이어트를 시작했지만 불어난 지방은 이미 내 몸의 살로 굳어져 빠질 기미가 보이질 않았다.

가정의학과를 찾아오는 환자들 중 성인병으로 고통받는 이들 대부분이 비만과 연관이 있다. 그런데 의사인 내가 비만이 되고 보니 환자들의 고충을 더욱 실감할 수 있었다. 그렇게 해서 본격적인 비만연구와 치료에 관심을 갖기 시작했다. 물론 운동과 식이요법을 병행하는 나의 다이어트도 끈질기게 계속되었다.

그러던 중 나의 관심과 연구 범위는 부분 비만의 치료법인 체형성형으로까지 넓혀지게 되었다. 예쁜 사람, 날씬한 사람이 거리를 메울수록 체형상의 결점과 몸매 콤플렉스로 인해 상처받고 우울해 하는 사람들이 너무나 많다는 사실을 깨닫게 되었다. 비만은 각종 성인병을 유발하는 질환이다. 체형 콤플렉스 역시 현대인의 마음을 멍들게 할 수 있는 질환으로 봐야 한다. 현대인의 주요 질병인 비만을 고쳐서 건강한 생활을 할 수 있게 도와주고, 부분 비만으로 상처받은 환자들의 마음까지 치료하는 일은 체형전문의만이 할 수 있는 것이다. 나를 찾아 어려운 발걸음을 한 환자 한 분 한 분이 건강한 몸과 마음으로 희망을 갖고 자신의 인생을 살아나갈 수 있도록 오늘 하루도 최선을 다하고 싶다.

: 비만전문의의 비만 탈출 성공법

이미 말했듯 나 역시 비만이었다. 가정의가 비만이라니! 처음에는 환자들 보기 민망했다. 그러다 나중엔 환자들에게 모범을 보여야겠다는 생각에 지독하게 다이어트를 했다. 가장 먼저 했던 건 금주였다. 매일 마시던 술을 끊는다는 게 쉬운 일이 아니다. 하루의 일과가 끝나고 맥주 한 잔을 쭈욱 들이킬 때의 그 기분이란! 하루의 묵은 때가 맥주와 함께 목구멍으로 쑥 넘어가는 듯 하고, 게다가 안주로 먹던 치킨과 샐러드의 고소하고 달콤한 맛은 그날의 시름을 잊게 했다.

매일 어떤 동작을 오랫동안 하다 보면 그것이 몸에 박혀 습관이 되기 마련이다. 습관이란 정말 무서운 것이다. 언제 어느 순간에 자기도 모르게 몸 속의 세포 하나하나가 과거의 습관을 기억해내 나로 하여금 술과 안주로 유혹할지 모르기 때문이다. 그래서 즐겨하던 습관을 끊을 때는 늘 정신을 바짝 차려야 한다. 특히 그 습관을 대체할 무엇인가가 필요하다.

나는 매일 아침 6시면 어김없이 일어나 운동했다. 이전의 익숙한 습관과 결별하고 새로운 규칙을 습관으로 만들기 위해선 무슨 일이 있어도 꾀를 부려선 안 된다는 것이다. 예외는 없다. 늘 같은 시간에 일어나 운동을 하고 식사량을 절반으로 줄였다. 처음 한 달이 가장 힘들었다. 하루 이틀 체중계의 눈금이 약간 움직이는 듯 하더니 그 이후엔 요지부동이었다. 그러다 한 달이 지나갈 무렵부터 서서히 효과가 나타나기 시작했다. 두 달째 2킬로그램, 6개월 무렵에는 5킬로그램 그리고 마침내 다이어트를 시작한 지 일 년 후에는 8킬로그램을 줄이는 데 성공했다. 그렇게 감량한 몸무게를 5년 동안 한결같이 유지했으니 요요현상도 없는 셈이다.

'체중은 산 위에서 굴러 내리는 바위와 같다. 땅 속에 박힌 바위를 움직이게 하는 것이 어려워서 그렇지 한번 움직이면 그 다음은 수월하다. 살 역시 마찬가지이다. 찌거나 빠질 때 처음에는 별 변화가 없는 것 같지만 한 번 움직임이 시작되면 급속도로 찌거나 빠진다. 그러니까 한두 달만 참고 죽어라 노력하면 다이어트는 성공한다.'

내가 실제 체중감량을 하면서 얻은 결론이다. 우리의 몸은 정직하다. 때문에 인내를 가지고 식습관과 생활을 조절하면 멋대로 늘거나 줄지 않는다. 무엇보다 살을 빼기 위해서는 자신의 몸을 원망하고 미워할 것이 아니라 사랑해주어야 한다. 무조건 몸을 굶기고 심한 운동으로 혹사시키는 건 자기학대나 마찬가지다. 오히려 건강에 이상이 올 수도 있기 때문이다. 의지는 강하게 가지되, 자신의 몸을 사랑하며 생활과 조화롭게 다이어트를 해나갈 것을 진심으로 충고한다.

: 재수술로 다시 찾은 인생

어느 날 미국에 사는 중년의 교포 여성 한 분이 병원을 찾아왔다. 지방흡입을 했던 복부와 허벅지가 세월이 흐르며 쳐지고, 셀룰라이트까지 더해져 울퉁불퉁 보기 흉하게 변해 있었다. 재혼을 앞두고 신랑될 사람에게 보여주기 챙피해서 결혼을 포기할까도 생각했다고 한다. 재수술을 알아보러 미국의 여러 병원을 찾아다녀 보았지만, 1차 수술보다 더 어려운 것이 재수술이라며 선뜻 성공을 장담하는 의사가 없었다. 비용 또한 만만치 않았고 몇 달 간 돈을 모은 끝에 한국행 비행기에 몸을 실었다.

이미 말했듯 성형에서 재수술은 1차 수술보다 더 까다롭고 어렵다. 흰 도화지에 그림을 그리는 것과 그려진 그림을 지우고 다시 그리는 것을 비교, 생각해보면 쉽게 이해할 수 있을 것이다. 의사들이 '전문의를 찾아가라, 임상경험이 많은 의사와 상담하라' 고 조언하는 이유도, 수술은 더 어려워지는데다 환자의 기대치까지 부담스럽기 때문이다. 이래저래 의사들에게는 마음 가벼울 수 없는 수술인 것이다. 하지만 넉넉지 못한 이민 생활에 푼푼이 모은 비용을 들고 한국까지 찾아온 환자를 실망시킬 수는 없었다.

복부와 허벅지의 늘어진 지방은 어코니아 레이저시술로 효과를 극대화시켰다. 지방을 녹여내는 어코니아 레이저로 지방흡입을 한 후 슬림 리프트로 피부 탄력을 호전시켜, 지방흡입과 피부 탄력의 두 가지 효과를 모두 충족시켰다.

좀더 날씬해지고 탄력을 되찾게 된 복부와 허벅지는 세월의 시간을 얼마쯤 뒤로 돌려준 느낌이었다. 환자는 울퉁불퉁하던 피부가 매끈해진 것이 믿기지 않는 듯 감격스러워했다.

몇 달 뒤, 미국으로 돌아간 환자로부터 감사 카드가 날아왔다. 물론 재혼을 해서 가정을 꾸리고 있으며 생활의 활력을 되찾아 즐겁게 지내고 있는 중이라며 왜 진작에 재수술을 하지 않았는지 너무 후회된다는 내용도 적혀 있었다.

시술도 사람이 하는 일이라 더러 실패하는 경우도 있고 또 사람에 따라 부작용이 발생하는 등의 문제점도 없지 않은 것이 사실이다. 그리고 무엇보다 시술자 입장에서 환자의 입장을 헤아리고 충분한 논의를 거쳐 최고의 솜씨와 정성으로 환자에게 만족감을 주는 일이 중요하다.

: 브라보, 마이 라이프!

예전에는 성형에 대한 인식이 그리 관대하지 않았다. 성형을 하고도 쉬쉬 감추는 경우가 많았다. 주부들의 경우, 성형을 하기 위해 남편의 동의(거의 허락에 가까운)를 구하는 것이 큰 관건이었다. 남편이 출장 간 틈을 타서 몰래 성형수술을 감행하는 주부들도 적지 않았다. 언제부턴가 그런 성형외과의 풍경이 달라지기 시작했다. 성형에 관심을 보이는 남성들이 늘기 시작했고, 부부가 손을 잡고 외래를 찾는 경우도 적지 않게 되었다.

어느 날 중년의 남성 환자가 아내의 손에 이끌려 병원을 찾았다. 남편은 중소기업의 중견 간부였다. 겸연쩍어 하는 남편을 대신해 쾌활한 아내가 입을 열었다.

"눈 밑 지방하고 입가 팔자주름을 없애고 싶어서요. 그것만 없어도 10년은 젊어 보이지 않을까요?"

40대 중반을 갓 넘은 남편은 눈 밑 불룩한 지방 주머니와 입가의 굵은 팔자주름 때문에 실제 나이보다 대여섯 살은 더 들어 보였다. 그제야 남편은 어렵사리 입을 열었다.

"업무상 많은 사람들을 대하게 되는데, 피곤하고 지쳐 보이는 얼굴이 호감을 주지 못하는 것 같더라고요. 특히 젊은 사람들은 아예 노인네 취급을 해 버리니까 소외감도 느껴지구요."

다분히 보수적일 듯 보이는 그 남편이 성형외과를 찾을 결심을 한 계기도 재미있었다. 어느 날 젊은 남자직원들이 나누는 이야기를 우연히 듣게 되었다. 대화의 주 내용은 피부 미용과 몸매 관리에 관한 것이었다. 그 중에는 피부과에서 정기적으로 피부 관리를 받는다는 이도 있었고, 몸매를 유지하기 위해 요가를 한다는 이도 있었다. 그에게는 적잖은 충격인 동시에 자극이 되었던 것이다.

처음 쭈뼛거리며 병원을 들어설 때와 달리, 본격적인 시술 방법 이야기가 나오자 남편은 적극적으로 돌변했다.

"입가에는 지방이식보다 필러가 효과적이라던데요?"

신이 나서 이야기를 하는 그를 보며, 그의 아내도 나도 한참을 웃었다. 상담을 통해 눈 밑 늘어진 피부를 절개하면서 지방제거를 하는 하안검 성형술을 결정했다. 또 입가 팔자주름은 환자의 희망대로 필러로 채우기로 했다. 필러 시술은 두 차례에 나누어 보다 자연스러운 입매가 살아나도록 신경을 썼다.

시술 일주일 후, 눈 밑에 붙였던 반창고를 떼어내고, 두 번째 필러 시술을 마쳤다. 환자는 변화된 자신의 모습이 믿기지 않는 듯 거울을 보고 또 봤다. 그의 아내 역시 '젊은 남편과 살게 됐다' 며 좋아했다.

외모가 경쟁력이라며 위험한 외모 지상주의를 내세우고 싶지는 않다.

하지만 기왕 외모까지 겸비하게 된다면 본래 가지고 있는 능력이 더욱 빛나지 않을까 하고 생각해본다. 오늘도 거울 앞에서 눈가의 주름을 살짝 당겨보거나, 여성지에 실린 성형 정보를 남몰래 펼쳐보는 중년들이여, "브라보, 유어 라이프!"

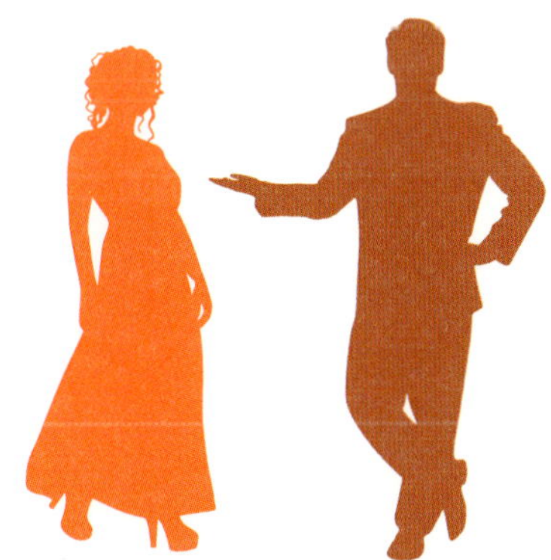

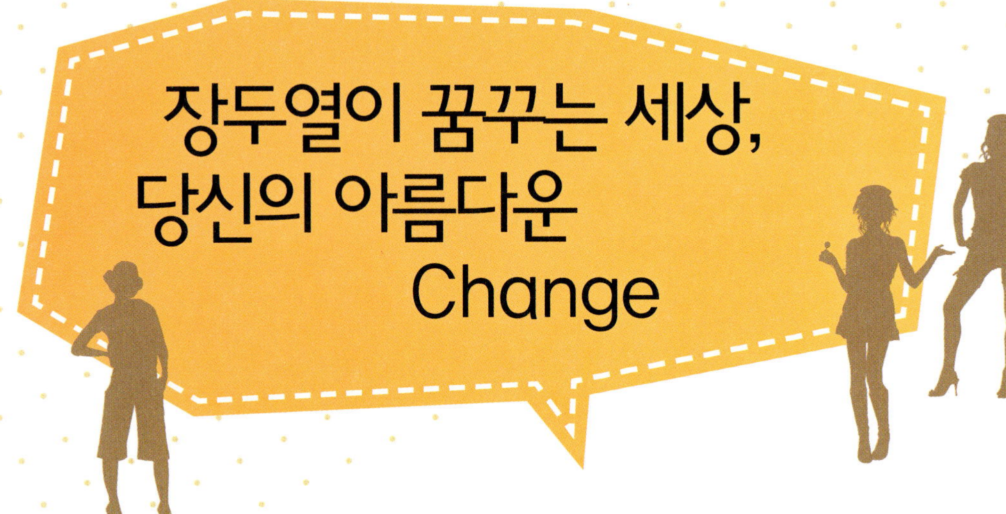

: 당신의 기분 좋은 변화를 위하여

아픈 사람을 낫게 해주는 일도 기쁨이지만 남모르는 고민, 자신만의 부족한 콤플렉스를 치료하거나 교정해서 흡족함을 주는 일도 의사로서 매우 행복한 일이다. '미녀는 괴로워'에 나오는 얘기가 비단 영화 속에만 존재하는 건 아니다. 자신의 뚱뚱한 몸매 때문에 멸시당하고 우울하고 사랑조차 이룰 수 없었던 주인공이 날씬하고 예쁜 모습으로 바뀌자 기분 좋은 일들이 이어지고 결국 사랑도 얻는다는 내용은 관객들도 충분히 공감했을 것이다.

특히 영화 속에서 전신비만 치료와 더불어 부분 비만 치료를 병행하여 전혀 다른 몸매로 탈바꿈한 모습이 되었을 때 눈물 흘리며 감격해하던 주인공을 보며 많은 여성들이 공감하고 감동하며 눈물지었다. 나 역시 그 장면의 감동을 잊지 못해 세 번씩이나 극장에 가서 보기도 했다.

비만으로 마음 고생 하는 사람들이 의외로 많다. 일반사람들은 그냥 지나칠 수 있지만 비만 당사자는 자신의 몸매 부분의 못마땅함으로 인해 고통 받으며 우울증을 앓기도 하고 심지어 극단적 선택을 하기도 한다.

처음에 병원을 찾을 땐 온갖 고뇌를 짊어진 표정을 하고 왔다가도 시술을 받고 또 달라진 자신의 몸매 라인 변화와 더불어 표정까지 달라짐을 볼 수 있다.

그러나 자신을 괴롭히고 고민하게 만들던 문제점이 해결되었을 때 찾아오는 희열은 아마도 겪어 보지 않은 사람은 모를 것이다.

나도 한때는 100킬로그램이 넘는 비만인으로 심리적 육체적 고통을 겪은 적이 있다. 친구들과 어울려 노는 것도 싫고 특히 또래 여성들 앞에 나서는 것은 더더욱 꺼리게 되어 혼자서만 노는 외톨이처럼 되어갔다. 그렇기에 나는 누구보다도 그런 사람들의 심정을 잘 이해할 수 있다.

처음 비만 클리닉을 시작했을 때가 생각난다. 유치원에 다닐 때부터 체중이 너무 많이 나가서 소아비만 판정을 받았고, 초등학교 시절 전교에서 가장 뚱뚱했던 나는, 중학교를 졸업할 때 체중이 88킬로그램이나 나가서 88꿈나무라는 별명을 들었다. 레지던트 시절 진문의 시험을 볼 때까지 108킬로그램 정도의 체중으로 주변 사람들을 압노했던 내가 비만 클리닉을 한다니…. 주변의 모든 사람들은 의아해 했고 가족들조차 시큰둥한 반응을 보였었다.

비만 클리닉을 운영하겠다고 마음먹었던 건, 아무래도 내 자신의 건강부터 되찾고 싶었던 마음이 깔려 있었던 것 같다. 그때에는 복부 지방으로 인해 생활이 어려웠을 정도였으니까. 당시에 비만클리닉과 함께 우리나라 최초의 필라테스 전문 스튜디오인 필라티스코리아를 운영하면서, 체형에 대해 보다 많은 관심을 갖게 되었다. 환자분들이 치료를 거치면서 체형의 변화뿐만 아니라 인생이 변화하는 모습을 보면서 병원이름도 체인지클리닉이라고 명명하게 되었다.

체형 치료를 할 때에는 시술에 앞서 나 자신에게 직접 시술을 해보면서, 시술의 효과를 확인했다. 나 또한 시술의 도움으로 많은 체중의 감량과 체형의 변화를 얻게 되면서, 진료뿐만 아니라 생활에도 자신감을 느낄 수 있게 되었다. 시술을 발전시키려는 개인적인 욕심으로 결국, '듀얼레이저 지방흡입술' 이라는 새로운 개념의 지방흡입술까지 개발할 수 있었다.

그렇기에 나는 비만이나 몸매 때문에 고통받는 사람들에게 최선의 처방, 원하는 치료를 해주려 노력한다. 왜냐하면 누구보다도 그들의 심정을 잘 알고 있기 때문이다.

비만 치료로 날씬한 몸과 더불어 건강을 찾고 또 체형성형을 통해 자신이 원하는 바디라인을 찾았을 때 기뻐하는 환자들의 모습을 바라볼 때의 그 가슴 뭉클한 감동과 보람이 아마도 내가 매일, 매순간 주어진 일에 열정과 정성을 쏟게 하는 힘의 원천일 것이다.

: 그녀가 흘린 두 번의 눈물

혹자는 자신의 몸매나 얼굴을 꾸미는 것을 여성들의 지나친 '미에 대한 집착'으로 치부한다. 하지만 개인에 따라서는 그럴 수밖에 없는 아주 절박한 경우도 있다. 스물일곱 살의 이지혜 씨도 그런 경우였다. 그녀가 병원을 찾은 것은 어느 늦은 봄이었다. 화창한 봄날인데도 그녀는 원피스 위에 긴 카디건을 걸치고 있었다. 이야기를 나누는 동안에도 연신 옷자락을 끌어당겨 한사코 몸을 가리려 했다. 초고도 비만은 아니지만, 어느 정도 살집이 느껴지는 몸매였다.

지혜 씨가 원하는 것은 지방흡입이었다. 바지를 입은 그녀는 한눈에 봐도 하체가 유난히 군살이 많은 하체비만형이었다. 그녀는 아랫배 주변과 허벅지 앞뒤를 두툼하게 둘러싸고 있는 지방을 없애는 것이 그녀의 소망이었다. 아니, 그냥 '소망'이라고 하기에는 너무 간절해 보였다.

"스무 살 이후로 한 번도 행복하다고 느껴본 적이 없었던 것 같아요. 미팅을 나가도 상대방이 제 몸만 쳐다보는 것 같았어요. 자신이 없으니까 자꾸만 위축되고, 사람들하고 관계를 유지한다는 게 힘들더라구요."

자신의 몸에 대한 이야기를 시작하자, 마치 잠갔던 수도꼭지를 튼 것처럼 줄줄 사연이 흘러나왔다. 고등학교 시절, 입시 스트레스를 먹는 것으로 풀면서 찌기 시작한 살이 불행의 시작이었다. 어른들은 대학에 가면 살도 빠질 것이라고 이야기했지만, 한 번 찐 살은 도무지 빠질 줄을 몰랐다. 한창 멋 부릴 20대 초반 내내 그녀는 우울했다. 번번이 취업에 실패한 것도, 이성교제를 할 수 없었던 것도, 모두 자신의 '예쁘지 않은 몸' 때문이라고 생각하고 있었다.

"대학 4년 내내 좋아했던 선배가 있었어요. 졸업을 앞두고 정말 죽을 용기를 다 해서 고백을 했는데, 거절당했죠. 친절하게 이유도 설명해주더라고요. 자기는 뚱뚱한 여자가 싫다고요…."

이야기를 하는 내내 그녀의 눈에서는 눈물이 흘러내렸다. 그녀가 갖게 된 몸에 대한 콤플렉스는 그런 깊은 상처로부터 비롯된 것이었다. 비만을 치료하는 의사 이전에 한 인간으로서, 그녀가 받았을 상처를 생각하니 마음이 아팠다.

이런 경우는 이미 시중에 소개된 다이어트는 모두 섭렵하고 회자되는 모든 운동도 해보았을 것이다. 그리고 마지막에 선택한 비책인 만큼 체형성형에 대한 기대는 절대적일 수밖에 없다. 지혜 씨는 마지막 희망과 기대를 품고 찾아왔을 것이다. 그런 만큼 실패에 대한 두려움도 컸으리라.

상담을 통해 안전하고 회복력이 빠른 듀얼레이저 지방흡입술을 시행하기로 결정했다. 1주일에 걸쳐 부위별로 지방 10리터를 흡입했다. 1리터짜리 생맥주잔 열 잔 분량의 지방을 흡입해낸 것이다. 첫 시술에서는 복부와 팔 등에서 6리터의 지방을 흡입했다. 3일 후에는 허벅지에 대한 시술을 통해 다시 4리터의 지방을 흡입했다. 두 차례 시술이 끝나고 그녀는 바로 일상생활로 돌아갈 수 있었다.

듀얼레이저는 다른 지방흡입술에 비해 시술시 통증이 적고 부기나 멍이 남지 않기 때문에 최대의 효과를 내면서 시술 다음날 정도에는 바로 일상생활에 복귀할 수 있는 것이 가장 큰 장점이다. 또 시술 후 피부의 탄력 회복과 유지도 탁월하다. 단, 수술 후 식이요법을 지키고 회복기간 이후 운동을 병행해 건강한 몸매를 유지해야 한다. 하지만 이 부분은 환자 자신이 이행해야 할 몫이었다. 지혜 씨는 누구보다 열심히 식이요법과 운동에 매달렸다.

그리고 그 해 연말, 오랜만에 지혜 씨가 병원을 찾아왔다. 처음 상담실

문을 들어설 때의 우울하던 얼굴은 사라지고 환하게 웃는 얼굴에 걸음걸이마저 달랐다. 심리적으로 위축되어 움츠러들었던 몸이 당당하게 펴져 사람마저 달라 보였다. 그녀는 상기된 얼굴로 결혼 소식을 전했다. '고맙다'는 말을 할 때 그녀의 눈은 붉어졌다.

"제 몸만 달라진 게 아니라, 마음도 달라졌어요. 자신감도 생겨서 요즘 얼마나 사는 게 신나는지 몰라요. 감사합니다!"

고마운 것은 오히려 나였다. 의사에게 존재의 의미와 보람을 느끼게 해주는 환자, 그녀는 나에게 오랫동안 고마운 기억으로 남을 것이다.

: 시골아가씨와 적금

진료 시간이 거의 끝날 무렵 한 여성이 진료실 문을 열고 들어섰다. 요즘 젊은 아가씨들 같지 않은 얌전한 옷차림새며 통통하고 순박한 모습이 이곳을 찾는 대부분의 아가씨들과는 어딘지 다르게 느껴졌다.

"저, 선생님. 저는 정말 허리랑 다리랑 살을 빼고 싶어요."

첫차 타고 다섯 시간 걸려 서울로 올라왔다는 경상도 아가씨였다. 비만체형전문의로서 사람을 볼 때 몸매부터 살펴보는 게 습관이 되어 나도 모르게 그녀의 몸매를 민지 훑어보았다. 어린 나이임에도 두루뭉술한 허리와 통 넓은 바지로 가리긴 했지만 다리의 굵기가 대충 짐작이 되었다. 멀리서 나를 찾아와준 것이 고맙긴 했지만 사실 시술 비용이 만만치 않으니 나는 웬만하면 아가씨를 잘 설득해서 돌려보낼 생각이었다.

"제가 보기에 미순씨 몸매는 적당히 균형 잡히고 괜찮아요. 본인이 자기 몸매 보고 판단하는 것보다 남이 보는 게 더 정확해요. 음, 남자의 시각으로 봐도 적당히 볼륨 있고 귀여워요. 무엇보다 비용이 만만치가 않아요."

말이 끝나기가 무섭게 그녀는 옷가지들이 든 불룩한 가방을 열어 속을 뒤적거렸다. 그러더니 흰 봉투를 꺼내 보여주는 것이었다.

"저, 3년 동안 일해서 적금 모았거든요. 사고 싶은 거 안 사고 정말 열심히 모았어요. 굵은 허리랑 다리 때문에 제가 얼마나 스트레스를 받는지 모르실 거예요. 저도 날씬해지고 싶어요."

이미 간호사와의 통화로 수술비용도 알고 있었고 바로 수술 받을 생각으로 수술비와 함께 여벌의 옷까지 챙겨온 모양이었다. 농사짓는 부모님 곁에서 일을 도와가며 한푼 두푼 모았을 그녀, 나는 결국 그녀가 원하는 대로 정성을 다해 수술을 해주었다. 그리고 한 달 후 야무진 경상도 아가씨의 목소리가 수화기 너머로 들려왔다.

"선생님, 정말 고마워요. 선생님은 모르실 거예요. 제가 얼마나 행복한지…."

그녀의 목소리에서 삶의 활력과 자신감이 고스란히 전해졌다. 뚱뚱하다는 비애감 속에 생활하다 날씬해지고 싶다는 소망 하나로 3년의 시간을 준비한 끝에 원하는 체형을 얻게 되었을 때 그녀가 얻은 것은 무엇일까? 과연 몸매 하나뿐일까? 그녀는 그렇게 인생에서 행복을 성취해나가는 방법을 터득했을지도 모른다. 앞으로도 그녀의 인생에 찬란한 행복이 가득하길 기원해본다.

: 체인지 바디 & 체인지 라이프

가끔, 특정 연예인의 비키니 수영복을 입은 사진을 들고 와서 똑같이 수술을 해달라는 여성들이 있다. 예를 들면 자신의 불만스런 신체 일부를 이효리 씨의 복부라든가 옥주현 씨의 다리, 또는 안젤리나 졸리의 팔뚝처럼 만들어달라고 요청한다.

특히 직업상 불가피하게 노출을 해야 하는 모델 혹은 스튜어디스 입사나 미인대회 심사를 앞둔 분들이나 일반 여성분들 중에서도 자신의 부분비만 부위를 교정하기 위해 나름대로의 표준 모델을 정해 놓고 방문하는 경우가 많다.

"비용은 얼마가 들어도 상관없으니 제발 그렇게 해주세요."

"정말 여기 살만 어떻게 뺄 수 있다면 소원이 없겠어요."

그 중에서 가장 기억에 남는 분이 있다. 대학에서 연극영화를 전공했지만 졸업 후 수년 간 연극무대에서 단역만, 그것도 펑퍼짐한 몸매 때문에 아줌마 역의 단역만 한 분이었다. 직업이 배우지만 사람들은 전혀 모르는 그런 이름 없는 배우였다. 활달한 성격에 이목구비가 뚜렷한 모습이 한눈에 봐도 미인형에 속하였다.

"저는 사실 지금까지 세 생활에 만족하고 살았는데 나이 서른을 앞두고 이게 아니다라는 생각이 들더라구요. 아무래도 이 몸매 때문에 내가 이렇게 살고 있나 하는 생각도 들었어요. 키가 큰 것도 아니고… 아무리 생각해도 방법이 없는데 이런 제 몸매도 교정이 될까요?"

163센티미터의 키라면 작은 키도 아니지만 통통한 몸매 때문에 더욱 작아 보이는데다 그녀는 전체 비만으로 특히 어깨와 엉덩이, 허벅지에 군살이 집중적으로 몰린 체형이었다. 물론 체형전문의인 나를 찾아 오기 전 그녀는 심한 다이어트로 쓰러진 적까지 있었다고 했다.

나는 우선 약물을 통한 식이요법을 권하고 부위별 군살에 대한 시술법에 대해 설명해주었다. 그리고 그녀의 희망대로 시술을 하기로 했다.

우선 어깨와 팔뚝의 지방흡입과 레이저를 병행 시술하고 한달 뒤에 허벅지와 엉덩이의 군살을 정리하면서 동시에 엉덩이를 모아서 올려주는 시술을 진행했다.

3개월에 걸친 대시술과 회복 기간이 지나고 나자, 그녀는 전혀 다른 느낌의 사람이 되어 있었다. 마지막엔 헤어스타일까지 단정한 단발로 바꾸고 나자, 정말 예전의 모습은 찾아볼 수 없게 되었다. 내 자신이 한 수술인데도, 경이롭게 느껴지기까지 했다.

일 년쯤 지나서였을까. 우연히 TV를 보다가 낯익은 얼굴의 연예인을 발견하게 됐다. 어딘가 낯은 익은데 누구인지 단박에 떠오르지가 않았다. 한참 생각한 끝에야 바로 단역배우 출신의 그녀라는 걸 기억해냈다. 그녀는 표정부터 전혀 다른 사람이었다.

날씬해진 그녀는 정말 다른 사람이 되어 있었다. 정말 무대의 주인공이 되었던 것이다. 새로운 인생을 시작한 그녀는 더 이상 통통한 몸매의 아줌마 역할만 하던 그 단역배우가 아니었다. 몸매로 찾은 자신감과 단역배우로 갈고 연마한 연기력이 드디어 빛을 발하게 된 것이다.

언젠가 한 환자로부터 들었던 말이 기억난다.

"선생님은 우리 어머니와 아버지가 해주지 못한 일을 하신 분이예요. 하느님도 못한 일이구요."

부모로부터 물려받은 몸매를 탈바꿈시켜준 것에 대해 그녀는 최고의 인사말을 내게 건네준 것이다. 신은 인간을 창조하고 부모님은 몸과 얼굴을 만들고 생명을 주셨지만 현대의 의술은 그 신의 창조물을 재창조할 수 있는 영역에까지 이르렀다. 현대 의술의 발전에 내가 조금이나마 이바지하기를 바랄 뿐이다.

: 의사와 환자 사이의 신뢰

비만클리닉을 찾는 환자들은 성형을 과신하는 환자와 성형을 원하면서도 불신하는 환자, 이렇게 두 부류로 나뉜다. 요즘은 인터넷이나 잡지 등을 통해 쉽게 성형 관련 정보를 얻을 수 있기 때문에, 병원을 찾는 환자 대부분이 어느 정도의 성형 지식을 가지고 있다. 중요한 것은 얼마나 정확한 지식을 가지고 있느냐이다.

주부 K씨는 성형을 원하면서도 걱정이 많은 쪽이었다. 평소 복부비만으로 지방흡입에 관심이 많았지만, 종종 방송을 통해 소개되는 지방흡입 부작용 사례들을 보며 차마 시술을 결심하지는 못하고 있었다. 재즈댄스와 요가로 몸매 관리를 하고 있지만 나이가 마흔 후반으로 달음질치다보니 '나잇살'을 줄이는 데 한계를 느끼고 있었다.

K씨가 걱정스러운 얼굴로 지방흡입의 부작용에 대해 꼼꼼하게 물었다. 그 같은 불안은 어찌 보면 당연한 일이다. 지방흡입은 골칫거리 군살을 제거하는데 더할 나위 없이 좋은 방법이다. 하지만 어떤 시술방법을 선택하고 얼마만큼 숙련된 의사가 시술하느냐에 따라 큰 차이가 있다. 자칫하면 출혈이나 부종, 심한 경우 시술 후 피부가 울퉁불퉁해지는 부

작용을 초래할 수도 있다. 때문에 환자 자신이 돌다리를 두드리며 건너는 심정으로 심사숙고하여 병원과 의사를 결정해야 하는 것이다.

1차적으로 K씨의 불안이 해소되도록 충분한 상담을 거쳤다. 다양한 임상 경험과 시술 사례들을 보여주고, 신개념 체형치료법인 듀얼레이저에 대해서도 상세한 설명을 했다. 그녀는 다른 시술자들의 시술 후 변화된 모습을 진지하게 살폈다. 꼼꼼하고 조심스러운 성격을 느낄 수 있었다. 그녀가 지방흡입을 결심한 것은 상담 후 한 달이 지나서였다.

"선생님을 신뢰하고 수술에 관한 모든 것을 선생님 판단에 따르기로 했어요."

일단 수술을 결정하고 나자 그녀는 의사를 전적으로 신뢰하는 착한 환자가 되었다. K씨 경우 아랫배와 윗배 전체에 지방이 분포돼 있어, 배 앞부분은 물론 옆구리와 등 아래쪽까지 시술 부위를 넓혔다. 또 40대 후반이라는 연령을 감안, 이미 탄력을 잃은 피부가 지방흡입 후 더 늘어지는 것을 방지하기 위해 슬림리프트 시술에 더욱 정성을 들였다. 수술 후에는 압박복을 착용하도록 하고 마사지 등으로 세심하게 수술 후 관리를 했다.

결과는 성공이었다. K씨는 날씬해졌을 뿐 아니라 지방을 뺀 그 부위가 이전보다 더 탱탱해진 것에 흡족해 했다. 처음 병원을 찾았을 때의 불안하던 얼굴은 사라지고 밝고 환한 얼굴이 되어 병원 문을 나섰다.

그로부터 몇 달이 지난 어느 날 K씨가 병원을 다시 찾아왔다. 이번에는 대학 졸업반인 딸과 함께였다.

"하체 튼실한 게 저희 집안 내력인지 딸애도 하체비만 때문에 스트레스를 많이 받네요."

어머니의 눈매를 그대로 닮은 딸은 조심스럽게 이야기했다.

"저도 겁이 많아서 성형은 엄두도 못 냈는데, 엄마 수술하신 거 보고 마음이 달라졌어요. 엄마보다 예쁘게 해 주세요."

한번 병원을 찾아왔던 환자들 중에는 이렇게 자신의 가족까지 데리고 다시 오는 경우도 적지 않다. 하와이에서 우리 병원을 찾아와 수술을 받았던 어머니가 나중에는 자신의 딸을 데리고 온 경우도 있었고, 영국에 살고 있던 자매는 언니와 동생이 순서대로 수술을 받으러 오기도 했었다. 그들 모두 자신의 수술 경험에 만족하고 다른 가족들에게도 자신 있게 수술을 권한 경우였다.

성형수술은 자신이 직접 해 보고 만족하지 않는 이상 다른 사람에게 선뜻 권할 수 없다. 그런 면에서 볼 때 우리 병원에 유난히 가족 환자가 많다는 것은 그만큼 나와 병원에 대한 신뢰가 깊다는 뜻이리라. 환자의 신뢰는 의사에겐 가장 큰 보람이며 힘이다. 환자들의 간절한 소망과 나에 대한 신뢰를 생각하면, 그들을 '아름다움의 세계'로 이끌어가는 내 손끝에 정성이 들어갈 수밖에 없다.

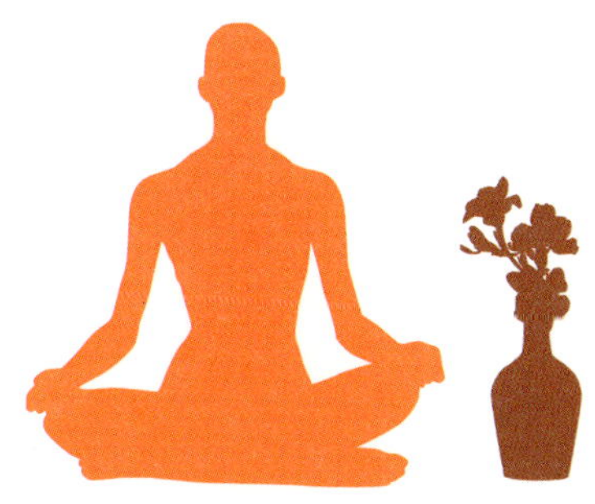

: 지방흡입에 관한 궁금증 :

▶ 지방흡입하면 정말로 많이 빠지나요? 몇 센티미터, 몇 킬로그램이나 감소하나요?

개인의 체중과 지방량에 따라 결과가 다르게 나타납니다. 지방량이 많다면 다량의 지방량을 제거하므로 체형에 많은 변화를 가져올 수 있습니다. 비만 환자의 경우 복부의 지방을 제거할 경우 20센티미터 이상 줄어들 수 있습니다.

그러나 체중이 적게 나가지만 부분적으로 지방이 축적되어 있는 경우에는 상대적으로 적은 양의 지방제거가 이루어지기 때문에 체중의 감소는 미미하지만 전체적인 몸매 교정의 효과를 볼 수 있습니다.

지방흡입술을 통해 한 번에 다량의 지방을 제거할 경우 피부가 늘어지는 등의 부작용이 있을 수 있습니다. 지금까지의 의학 기술로는 보통 6리터 이상을 제거하지는 않으며, 그 양은 환자의 상태를 정확히 파악한 후에 결정하게 됩니다.

▶ 다시 찌지는 않을까요?

지방흡입술은 지방의 수 자체를 감소시키기 때문에 요요현상에 대한 부담감이 상대적으로 적습니다. 체중이 급작스레 증가하지 않는다면 수술 부위가 다시 늘어나지는 않습니다. 물론 계속적인 관리를 하지 않아 지방세포가 커지면 다시 살이 찔 수 있기 때문에 지속적인 관리가 필수적입니다.

▶ 부작용은 없나요?

모든 수술은 환자의 상태와 반응 정도에 차이가 있습니다. 과거에는 지방흡입술의 부작용으로 과다 출혈과 지방색전 등으로 사망에 이르는 경우도 있었습니다. 최근에는 장비의 발달과 각종 약물의 개발로 인하여 이제 사망 등에 이르는 중대한 부작용은 없습니다. 다만 수술 후 피부가 울퉁불퉁해진다거나, 피부색이 변하는 등의 부작용이 있을 수 있습니다. 그래서 경험이 풍부한 전문의에게 시술을 맡겨야 하는 것이지요.

▶ 흉터는 생기지 않나요?

지방흡입술의 경우 보통 0.3~1센티미터 정도의 피부 절개를 하게 됩니다. 물론 어느 부위를 시술하느냐에 따라 절개 부위가 달라지지만 외관상 표시가 나지 않는 부분을 선택적으로 절개합니다. 케로이드 체질 등의 특수한 경우를 제외하곤 1년 이내에 흉터는 거의 사라집니다.

▶ 수술 후 아프거나 붓지는 않을까요?

수술에 대한 두려움으로 망설이는 경우가 많지만, 입원이 필요치 않은 수술 방법도 개발되고 있으며 새로운 장비들이 개발되면서 통증을 최소화시키고 있습니다.

수술 후 부종이 생길 수 있습니다. 하지만 수술과 후 처지를 세심하게 한다면 부종과 멍을 최소화시킬 수 있습니다. 멍은 약 1~2주가 지나면 없어지며, 부종은 1개월 후부터 빠지기 시작해 2~3개월 후면 회복됩니다. 수술 후 약 1~2주일간은 반드시 압박복을 착용하는 것이 좋습니다.

▶ 일상생활은 언제부터 가능하며 수술 효과는 언제 나타나나요?

가벼운 일상생활은 수술 다음날부터 바로 가능합니다. 수영 등의 심한 운동은 약 2주 후부터 가능하며 샤워는 약 3일 후 하는 것이 좋습니다.

수술의 효과는 부기가 빠지면서 1주일 후부터 나타나기 시작하며, 최대 효과를 나타내기까지는 약 2~3개월의 시간이 걸립니다.

▶ 주사로 살을 빼는 방법은 없나요?

주사는 운동과 식이요법을 해도 줄어들지 않는 부위의 지방을 효율적으로 줄이기 위해 사용하는 방법입니다. 지방분해 주사는 지방세포의 수를 줄이는 지방흡입술과는 달리 세포의 크기만을 줄이는 것이기 때문에 체중이 증가하면 치료받은 부위의 지방두 다시 증가할 수 있습니다. 따라서 운동과 식이요법을 반드시 병행해야 합니다.

: 지방분해 주사에 관한 궁금증 :

▶ 주사를 중단하면 다시 살이 찌나요?

지방분해를 촉진하는 주사 자체만으로는 효과가 미미하지만 본인이 운동과 식이요법을 열심히 하면서 주방분해 주사를 병용하면 커다란 효과가 있습니다. 지방분해 주사는 지방세포의 수를 줄이기보다는 크기를 줄이기 때문에 체중이 증가하면 치료받은 부위의 사이즈가 다시 늘어날 수 있습니다

▶ 몇 센티미터가 줄까요?

사이즈의 변화는 체중의 변화와 밀접한 관계가 있습니다. 체중이 많이 나가면 사이즈의 변화 폭 역시 크겠지요. 체중이 적게 나가지만 노력해도 안 빠지는 부위에 지방분해 주사로 치료하면 치료받은 부위에 변화를 느끼실 수 있습니다

▶ 주사 시작하고 언제부터 빠지나요? 한 번만 맞아도 빠지나요?

주사요법은 수술과는 달리 수 주, 수 개월에 걸쳐 서서히 효과가 나타납니다. 한 번 치료보다는 여러 번 주사를 맞아야 효과가 나타납니다.

▶ 주사의 효과는 언제까지 지속되나요?

주사의 효과는 대개는 3-7주일 정도 지속됩니다. 따라서 주사 맞는 간격은 1주일에 1회 내지 2회를 치료합니다

▶ 주사 맞고 언제 운동하는 것이 효과적인가요?

주사를 맞고 바로 운동하시면 더 많은 효과를 기대하실 수 있습니다. 주사 맞은 부위의 지방은 다른 부위의 지방보다 더 빨리 대사되도록 준비되기 때문입니다

▶ 얼굴 주사(얼굴티니) 후 부기는 언제 빠지나요?

얼굴의 지방용해술은 치료 후 부기가 5시간 정도 지속됩니다. 따라서 얼굴에 지방용해술을 하신다면 5시간 정도는 사람 만나는 약속을 피하셔야 합니다

▶ 주사만 맞아도 빠지나요?

그렇지 않습니다. 주사는 운동과 식사요법을 해도 줄지 않는 부위의 지방을 효율적으로 줄이기 위해서 시행하는 보조 요법입니다. 주사와 운동 그리고 식이요법을 만드시 병행하셔야만 합니다.

▶ 주사 맞고 살이 뭉치지는 않나요?

그렇지 않습니다.

▶ 아프지 않나요?

조금의 통증은 있지만 참기 어려운 정도는 아닙니다.

▶ 멍이 많이 드나요?

시술자가 눈에 보이는 혈관을 잘 피해서 주사하면 멍은 거의 들지 않습니다.